歯科理工学 教育用語集 第3版 補訂版

一般社団法人
日本歯科理工学会 編

A Glossary for Dental Materials and Devices

The Japanese Society for Dental Materials and Devices

医歯薬出版株式会社

This book is originally published in Japanese
under the title of :

SHIKARIKOGAKU KYOIKUYOUGOSYU
(A Glossary for Dental Materials and Devices)

Editor :
The Japanese Society for Dental Materials and Devices

ISHIYAKU PUBLISHERS, INC.
7-10, Honkomagome 1 chome, Bunkyo-ku
Tokyo 113-8612, Japan

執筆者一覧（所属は第３版発行当時）

浅岡　憲三　　徳島大学名誉教授
荒木　吉馬　　元岩手医科大学歯学部
石川　邦夫　　九州大学大学院歯学研究院
石田　喜紀　　奥羽大学歯学部
今里　　聡　　大阪大学大学院歯学研究科
宇尾　基弘　　東京医科歯科大学大学院医歯学総合研究科
楳本　貢三　　元神奈川歯科大学
遠藤　一彦　　北海道医療大学歯学部
小倉　英夫　　元日本歯科大学
金谷　　貢　　新潟大学大学院医歯学総合研究科
川口　　稔　　福岡歯科大学
小園　凱夫　　九州歯科大学名誉教授
髙田　雄京　　東北大学大学院歯学研究科
髙橋　英和　　東京医科歯科大学大学院医歯学総合研究科
武田　昭二　　大阪歯科大学名誉教授
鶴田　昌三　　愛知学院大学歯学部
寺岡　文雄　　元大阪大学大学院歯学研究科
中嶌　　裕　　明海大学歯学部
根津　尚史　　北海道医療大学歯学部
野村　直之　　東北大学大学院工学研究科
野本　理恵　　鶴見大学歯学部
橋本　正則　　大阪歯科大学医療保健学部
濵田　賢一　　徳島大学大学院医歯薬学研究部
早川　　徹　　鶴見大学歯学部
伴　　清治　　愛知学院大学歯学部
久恒　邦博　　長崎大学名誉教授
平田伊佐雄　　広島大学大学院医歯薬保健学研究科
深瀬　康公　　日本大学歯学部
藤井　孝一　　元鹿児島大学大学院医歯学総合研究科
本郷　敏雄　　元東京医科歯科大学大学院医歯学総合研究科
松家　茂樹　　元福岡歯科大学
宮川　行男　　日本歯科大学大学院新潟生命歯学研究科
宮坂　　平　　日本歯科大学生命歯学部
吉田　貴光　　三重県松阪市　ヨシダデンタルオフィス
吉田　靖弘　　北海道大学大学院歯学研究院
吉成　正雄　　東京歯科大学
李　　元植　　昭和大学歯学部
若松　宣一　　朝日大学歯学部
（五十音順）

歯科理工学教育用語集 第３版補訂版の出版に寄せて

「歯科理工学教育用語集」の第３版発行から３年が経過しました．この３年の間に用語の見直しが進められ，医歯薬出版株式会社からのご提案もあり，補訂版を出版することとなりました．武本真治用語検討委員会委員長を中心に，コロナ禍の中，補訂に関わる作業を進めていただきました．この場をお借りして，補訂版の出版に尽力されました用語検討委員の先生方および関係各位に敬意と謝意を表します．

本書の第１版は，2005 年９月に小田豊元日本歯科理工学会会長のもと，小倉英夫元用語検討委員会委員長が中心となり発行されました．日本歯科理工学会ではすでに「歯科理工学キーワード集」を 1995 年に発行しており，これを母体に用語の整理を行いました．発行にあたっては，全国の大学歯学部および歯科大学の歯科理工学講座担当の先生方に執筆をお願いし，用語検討委員会にて取りまとめました．私自身もその一端をお手伝いしました．

その後，楳本貢三元日本歯科理工学会会長のもと，小倉英夫元用語検討委員会委員長が引き続き編集作業の中心となり，新規用語の追加や用語の定義の追加・修正などを行い，2011 年９月に第２版を発行いたしました．

CAD/CAM や積層造形などのデジタルデンティストリーの発展やジルコニアなどの新しい材料の開発にみられるように，歯科材料・技術は常に進化しております．塙隆夫，米山隆之，河合達志元理事長，今里聡前理事長へと引き継がれながら，遠藤一彦元用語検討委員会委員長を中心にさらなる用語の見直しを行い，新しい用語を加えた第３版を 2018 年７月に発行いたしました．

本用語集は，歯科理工学の教育の場で使用する学生や教員にとって必携であるばかりでなく，歯科理工学関連の研究に係る方々にとっても有益なものとなっております．しかしながら，臨床で使用される用語と学問的に使用される用語とでその意味や使い方が異なることがあります．また，臨床系関連分野との整合性もさらに必要となっております．日本歯科理工学会では，今までに石川邦夫元用語検討委員会委員長，玉置幸道前用語検討委員会委員長のもとにさらなる検討を進めてきました．

現在もその作業は進行中でありますが，まずは，修正できるところからということで今回の補訂版の出版となりました．その経緯については武本委員長が序文で述べられています．本補訂版が，多くの方々にとって広くお役に立つことを祈念しております．

2021 年８月

一般社団法人　日本歯科理工学会
理事長　早川　徹

序　文

「歯科理工学教育用語集」は，1995年に発行された「歯科理工学キーワード集」を前身として2005年に初版が出版されました．その後，2011年9月に第2版，2018年7月に第3版が改訂版として出版され，その間に日本歯科理工学会用語検討委員会では国内で使用されなくなった材料の用語の削除と，新しい材料に関する用語の収載について検討を進めてまいりました．

第3版の序文に遠藤一彦元用語検討委員会委員長が記載のように，第3版では「金属材料」,「有機・高分子材料」,「セラミック材料」,「歯科技術・機器」の4つのグループで，初学者を対象として記述が専門的になりすぎないように配慮し，用語の選定から内容の記述に当時の委員の先生方が多くの時間と労力を費やして作業されたことがよくわかります．一方で，使用の際に気付いた点やご意見を募集するとともに，できるかぎり増刷時に対応する旨が記載されています．

本第3版の補訂版では，医歯薬出版株式会社から増刷に関しての連絡を本年4月半ばにいただき，2回の用語検討委員会をWEBで開催し，出版から3年間に寄せられていた意見および用語検討委員会において検討した用語の修正を行いました．大きな修正ではないことから，改訂版としてではなく，第3版の補訂版として出版する運びになりました．また，実際の歯科臨床で用いられている材料の用語と整合性をとる必要性を議論しています．本用語集をお使いになり，お気づきの点やご意見などがございましたら，日本歯科理工学会ホームページの出版物サイトにてご意見を受付けておりますので，是非ご活用いただければ幸いです．今後，用語検討委員会では第4版の出版に向けて，用語集を出版されている臨床系学会とも連携を図って用語の収載，削除を行っていきたいと考えています．さらに充実した用語集となるように，会員ならびに読者諸氏からご教示いただければ幸いです．

2021年8月

一般社団法人　日本歯科理工学会
用語検討委員会
委員長　武本　真治
委員　泉　健次　岡田　正弘
奥山　克史　金谷　貢
北川　晴朗　清水　博史
高橋　正敏　濵田　賢一
日比野　靖　堀田　康弘
丸田　道人　（五十音順）

歯科理工学教育用語集 第3版の出版に寄せて

このたび，第2版の発刊から約7年の歳月を経て，「歯科理工学教育用語集　第3版」が出版される運びとなりました．今回の第3版の発刊計画は，米山隆之元理事長の指揮のもとにスタートし，河合達志前理事長に引き継がれて，今般，完成をみるものです．その間，遠藤一彦用語検討委員会委員長には，改訂作業の開始から出版に至るまで一貫して中心的役割を果たしていただきました．この場をお借りして,第3版の出版に尽力されたこれらの方々に深甚なる敬意を表したいと思います．

本書の第1版は，共通認識の得られた用語を使用することにより，教育現場での混乱を避け，学術情報伝達の健全化をはかることを目標にして，本学会の「歯科理工学キーワード集」を母体に，2005年9月に出版されました．当時，全国の大学歯学部および歯科大学の歯科理工学担当の諸先生方に執筆をお願いし，それを用語検討委員会にて取り纏められたと伝え聞いております．続いて，2011年9月に，用語の意味や同義語の整理などを中心にアップデートされた第2版が発刊されました．そして，この度，さらに大きく改訂を施した第3版が世に送り出された次第です．

今回の改訂では，各用語の重要性や説明に再考が加えられ，全編を通して用語の整理と見直しが念入りに行われました．また，共用試験や歯科医師国家試験などで使用されることも考慮に入れ，さらに,「保存修復学専門用語集 第2版」や「歯科補綴学専門用語集 第4版」などに掲載されている用語との整合性にも注意が払われました．歯科理工学を学ぶ学生や教育する者にとっては必携の書でありますが，歯科理工学関連の研究に携わる諸氏においてもきわめて有益なる専門書であるといえます．ただ，臨床で慣用的に使用される用語と，材料学に基づいた科学用語が必ずしも一致しないことなどもあり，関連分野の学術用語集との整合性についてはまだ不十分な部分があるのも事実です．歯科医学全般の発展を考え，これらの点について今後さらなる改善を施していく必要性を感じております．

文末となりましたが，膨大な時間と労力を費やして，第３版のための改訂作業に取り組まれた用語検討委員会委員の先生方に心より感謝申し上げます．本書が多くの方々に広く役立つとともに，より良い用語集として今後さらに版を重ねられることを祈念しております．

2018年5月

一般社団法人　日本歯科理工学会

理事長　今里　聡

序　文

「歯科理工学教育用語集」の第 2 版が発行されてから，約 7 年が経過しました．この間，歯科材料・器械の発達も目ざましく，とくに CAD/CAM などに使用されるセラミック材料が多く開発・実用化されています．そこで，今回の改訂では収載する用語を見直し，国内ではほとんど使用されなくなった歯科用アマルガム関連材料や紫外線重合などの用語を削除する一方で，新しいセラミック材料やそれらの加工法にかかわる用語を追加しております．

第 3 版への改訂に際して最も力を入れた点は，全収載語（1,013 語）の記述内容の再検討です．1995 年に日本歯科理工学会が「歯科理工学キーワード集」を発刊してから，多くの先達によって本用語集の編纂と改訂が重ねられてきました．今回は全用語を「金属材料」，「有機・高分子材料」，「セラミック材料」，「歯科技術・機器」の四つのグループに分類し，それらの専門領域の研究に従事している 2 ～ 3 名の委員が用語の記述内容を詳細に検討し，必要に応じて正確で分かりやすい記述となるように書き直しました．また，本書が主に初学者を対象とした教育用語集であることを考慮し，記述が専門的になり過ぎないように配慮しました．

実際に改訂に着手しますと，用語の選定や内容の記述は困難をきわめる作業であることが分かりました．用語検討委員会では，多くの時間と労力を費やして慎重に改訂作業を行ってきましたが，まだまだ不備な点が残されているものと思います．本用語集をお使いになり，お気づきの点やご意見などがございましたら，本書の発行元である医歯薬出版株式会社か日本歯科理工学会事務局にご連絡いただければ幸いです．用語検討委員会では継続的に用語の検討を行い，誤りなどの修正は次期改訂を待たず，出来る限り増刷時に対応していきたいと考えています．さらに充実した用語集に発展するように，会員ならびに読者諸氏のご教授をお願いいたします．

2018 年 4 月

一般社団法人　日本歯科理工学会
用語検討委員会
委員長　遠藤　一彦
委員　石川　邦夫
今里　　聡
宇尾　基弘
髙田　雄京
根津　尚史
野村　直之
橋本　正則
濵田　賢一
伴　　清治
平田伊佐雄
宮川　行男
宮坂　　平
（五十音順）

歯科理工学教育用語集 第2版の出版に寄せて

日本歯科理工学会では，本分野の歯科用語について歯科医学教育，和文誌・英文誌ならびに国内外の規格および標準化などに活用できることを目的として，全国大学歯学部ならびに歯科大学の歯科理工学担当の諸先生方に執筆をお願いし，本学会の用語検討委員会にて取り纏めいただき「歯科理工学教育用語集」として2005年8月に第1版を発刊しました．また，2008年10月には同版の増刷を行ってまいりました．このことは本書が歯科医学発展に役立っている証と考えます．

本用語集の履歴につきましては，初版に詳しく記載されておりますのでご参照いただければ幸いです．ここでは，ごく簡単にその来歴を記載いたします．本書は，本学会の「歯科理工学キーワード集」（1995年）を母体に歯科理工学分野に関する用語を纏めたものです．学会としましては，可能な限り共通認識のもとで用語を使用することにより，学術情報伝達の健全化ならびに教育現場での混乱を避けることなどを目標に作成しております．そのため，用語検討委員会を中心に，用語の意味，同義語の整理などにつきましては多くの時間を費やし論議されましたが，集約用語数の不足などのご指摘の点もあるかと思います．

今回の改訂版では，用語検討委員会などで初版編集中に論究に至らなかった点にのみにとどめております．本書が学生諸氏のみならず日本歯科理工学会会員の皆様のお役に立つことを願っております．さらに，本書の上梓以前あるいは以後にも，歯科医学の専門用語集は多々ございますが，歯科医学発展のためには，使用する用語あるいは用語の解釈の歯科界全体での統一は重要なことと考えます．本書がそのようなお役に立つことも願っております．

また，本書が出版された後に上梓されました学習者用の教科書中の歯科理工学用語は本書をもとに作成されております．さらに，2008年6月発行の平成19 (2007) 年に改訂されました歯科医学教授要綱 (編集 歯科大学学長・

歯学部長会議）の「歯科理工学分野」の歯科理工学に関する用語は全て本用語集記載の用語が使用されております．

文末となりましたが，ご執筆いただいた諸先生方ならびに取り纏めにご努力をいただきました用語検討委員会の諸先生方にお礼を申し上げます．

本分野は材料・機械・器具あるいは使用方法など，多方面にわたり急速に進歩をしております．このため，用語集の改訂もそれに合わせて今後とも検討する必要がございます．さらにより良い用語集の発行のために，会員並びに読者諸氏のご教授ご指導を今後ともお願いいたします．

2011 年 5 月

日本歯科理工学会

会長　楳本　貢三

序　文

「歯科理工学教育用語集」の初版が発行されて約6年が経過しました．この間に，本書の著者や編集者の方達から本書の内容を向上させるため貴重なご意見をお寄せ戴きました．また，保存修復学や歯周病学などの分野においても用語集が出版され，本書にとって参考とすべき点が多々見出されました．また，3年程前に第1版第2刷が刊行されていますが，第2刷ではわずかな手直しに留められ，大きな変更，追加は行われませんでした．このような状況に鑑み，用語検討委員会では昨年より改訂の検討作業を行い，これに基づいて今回の第2版出版に至りました．

今回の改訂では，新規用語の追加，既収録用語の変更，定義・説明の追加・修正，および同義語の追加・修正などが行われています．追加した新規用語は21語，既収録用語の変更は1語（マンセル色票系をマンセル表色系に変更），定義・説明の追加・修正は15語，そして同義語の追加・修正は22語となっています．上述しましたように，これらの追加・変更では本書の著者，編集者からのご意見を反映させるとともに，歯科理工学と密接な関係を有する歯科補綴学や保存修復学などの用語集との整合を図りました．他分野で用いられている用語については，さらに整合化を進めていこうと考えています．

言葉は時とともに容易に変化していきます．また，我々の領域においては，新しい材料や器械の出現にともなって新しい用語が生まれてきます．このような観点から，用語集の見直しや再検討は常に続けていくことが必要であり，今後も日本歯科理工学会が用語検討の仕事に積極的に取り組んでいくことを願っています．

本書の第２版が歯科理工学教育のさらなる向上に役立つことを期待します.

2011 年 5 月

日本歯科理工学会
用語検討委員会
委員長　小倉　英夫
委　員　河合　達志
髙橋　英和
本郷　敏雄
吉成　正雄
(五十音順)

歯科理工学教育用語集の発刊に寄せて

このたび，日本歯科理工学会用語検討委員会を中心に全国の歯科大学・歯学部の歯科理工学担当講座の協力を得て，歯科理工学関連用語について整理・統一を行い，厳選した用語に簡明な定義を加えた「歯科理工学教育用語集」を出版する運びとなりました．

歯科理工学関連用語の整理・統一については，歯科理工学文献データベースの作成を容易に行うための「歯科理工学キーワード集」が本学会キーワード集作成委員会によって1995年に発行されておりますが，当学会で用語の整理・統一を図り，適切な解説を加えた用語集の発刊は始めての事業であり，用語検討委員会ならびに関係各位の多大なご尽力に心より敬意と謝意を表します．

日進月歩の科学技術の進展の中で，使用される専門用語に同義語，同意語が多々あったり，時代とともにその解釈の変遷や消長があることは，学術研究の進歩の鏡でもあり，研究分野においては致し方ないことと思います．しかし，新たな材料・器械や技術が出現するたびに新名称が出現し，同義語であっても学問分野や古今東西で解釈が異なっていたり，複数の用語が適切な定義もされずに曖昧なまま使用される状況は，情報化社会の中で学術情報の正確な伝達の妨げになるばかりでなく，歯科医学教育の現場でも混乱の原因となります．

ISO1942 Dental vocabulary，日本工業規格（JIS)，GMDN（Global Medical Device Nomenclature)，JMDN（日本における医療機器の一般的名称)，文部省「学術用語集」歯学編（1992年発行）などにも歯科理工学に関連した用語や定義が示されておりますが，必ずしも共通して統一された用語が使用されておらず，共通のコンセンサスが得られている訳ではありません．

本学会の用語検討委員会で整理・精査された専門用語に簡明な解説がほど

こされた「歯科理工学教育用語集」をここに上梓できたことは，単に教育の現場のみでなく，国内外の規格や医療機器の標準化にも有効に活用できるものと考えます．

用語の一つ一つの背景には幾多の研究や歴史があり，研究者の好悪もあって，いまだ整合性の不十分な箇所や理解の得難い箇所もあるかと推察されます．この用語集も，時に応じて見直し・再検討がなされ，新たな研究成果も加味されれば，さらに充実した用語集となるものと思います．今後の発展に向けて本学会の会員ならびに関係諸氏の御批判と御指導を賜れば幸甚です．

2005年8月

日本歯科理工学会

会長　小田　豊

序　文

日本歯科理工学会が「歯科理工学キーワード集」を1995年に発刊してから10年になります．この10年の間に多くの新材料・新技術が紹介され，キーワード集の改訂が強く求められて参りました．さらに，2001年には「歯学教育モデル・コア・カリキュラム」が作成され，これと軌を同じくして，コンピュータを利用した多肢選択方式の試験であるCBT（computer based test）と客観的な臨床能力試験であるOSCE（objective structured clinical examination）が全国の歯科大学・歯学部で実施されることとなりました．このような状況の変化に対応するため，用語検討委員会では会員諸氏の全面的なご支援・ご助力の下に歯科理工学教育の中で用いられる専門用語の標準化を行うとともに，用語集の出版に向けて3年以上にわたる作業を続け，この度の出版に漕ぎ着けることができました．教育や研究でご多忙な中，ご協力・ご尽力いただいた歯科理工学教育担当の会員各位ならびに執筆者各位に深く感謝します．

用語の収録は，歯科理工学教育に基本的に必要な用語に焦点を絞り，隣接領域に属すると考えられる用語は除外することにいたしました．推薦用語の選定にあたり，同義語のある用語については，アンケート調査で基本的に選択頻度の高いものを優先させると同時に他分野における専門用語との整合性や歯科理工学領域内で関連する用語間の整合性を考慮して選択いたしました．執筆は全国29の歯学部・歯科大学より推薦された歯科理工学教育担当の先生方にお願いし，執筆にあたっては，収録用語を8グループ（①無機材料・金属材料，②有機材料・複合材料，③物理的性質，機械的性質，④化学的生物学的性質，⑥成形・加工技術，⑦器械・器具，⑧その他）に分けて作業班を構成し，各作業班ごとの執筆作業を行いました．執筆内容につきましては作業班内部で検討を行い，その結果を用語検討委員会で討議して最終稿といたしました．

本用語集は，現時点では歯科理工学教育に大きく貢献できると確信しております．しかし，言葉は生きており，時代の変遷とともに変化していく運命にあります．今回収録された用語も修正あるいは変更の必要を迎える時期がいずれ訪れるかと思います．したがいまして，今回出版となりました用語集をもとに学会内で継続的に議論を重ね，永続的に改訂されていくことを強く願っております．

平成 17 年 8 月

日本歯科理工学会
用語検討委員会
委員長　小倉　英夫
委　員　荒木　吉馬
小園　凱夫
髙橋　英和
中嶌　　裕
久恒　邦博
本郷　敏雄
吉成　正雄
（五十音順）

凡　例

1．本用語集は，2003 年から 2004 年にかけて行われた「日本歯科理工学会用語アンケート調査」の結果決定した用語基準である日本歯科理工学会の推薦用語を対象として編集された初版および第 2 版をもとに改訂された．推薦用語は，教育・論文執筆・学会誌投稿などの際に第一選択肢として使用する用語であり，日本歯科理工学会の承認を得たものである．

2．本用語集では歯科理工学教育に必要と判断された基本的な用語について収録し，化学や物理学などの自然科学領域ならびに歯科理工学以外の歯学領域に属すると考えられる用語は対象外とした．

3．推薦用語である 1,014 語は五十音順に配列し，通し番号を付した．

4．一単語についての解説は，①推薦用語，②推薦用語の英語表記，③同義語（同義語には略語も含む），④用語の定義・解説からなる．また，解説中に存在する推薦用語は，太字とすることで視認性を高めた．

5．使用漢字については，近年の漢字政策，新しい JIS 漢字等に鑑みて，いわゆる正字体を採用することとした．

　例）「蝕→蝕」，「填→塡」，「弯→彎」，「蝋→蠟」

6．索引には，ページに代えて用語番号を付した．索引として挙げた用語は，①推薦用語，②同義語，④推薦用語の英語表記，⑤同義語一覧中の synonyms である．

7．推薦用語の英語表記および synonyms については，基本的に 1995 年に日本歯科理工学会でまとめられた「歯科理工学キーワード集」に収録の用語を採用した．また，英語表記が同一の推薦用語があるが，これは検討の結果，別々の表記を無理にあてることとせず同一のままとすることにしたためである．

8．解説中に存在する推薦用語はそのすべてを索引に収載した．このため，一部の用語については，参照先が多数に及んでいる．

9．わが国の歯科領域独特の用語（硬質レジン，白金加金など）については，欧米の参考書などに該当する英語表記がないため，推薦用語に使用されている表現をそのまま直訳した．

10．2種以上の金属元素名を冠する合金名（銀スズ合金，銀インジウム合金，コバルトクロム合金，ニッケルチタン合金など）は例外（金銀パラジウム合金）を除いて質量含有率が高い順に元素名を明記して表すことにした．

あ

1 **アーク融解**　—ゆうかい
arc melting
〔同義語〕アーク溶解
アーク放電を利用した金属の融解法．Ar雰囲気中で銅やカーボンハース上の金属原料とタングステン製非消耗電極間にアーク放電を発生させ，生じる熱により金属を融解する．**コバルトクロム合金**やチタンなどの**液相点**の高い金属の融解に用いられる．

2 **ISO**　あいえすおー
ISO
国際標準化機構（International Organization for Standardization）の略称．製品，材料，サービス，プロセスなどの国際規格（IS）およびその他の規格類を制定する国際組織で，**歯科材料・歯科器械**の規格もこの組織で開発されている．

3 **ISO 規格**　あいえすおーきかく
ISO Standard
〔同義語〕国際規格
ISO によって制定される国際規格．任意規格であるが，ISO に加盟している国々では自国の国家規格と ISO 規格との整合に努めている．**歯科材料・歯科器械**に関する ISO 規格は ISO/TC 106（歯科専門委員会）で制定され，多くの JIS（日本工業規格）は ISO 規格に基づいて制定されている．

4 **ISO タイプ別合金**
あいえすおー—べつごうきん
ISO dental alloy by type
ISO で規定された 6 タイプ（タイプ 0〜タイプ 5）の歯科用合金．これらのタイプは性質と用途によって分類されている．タイプ 0 は従来の**タイプ 1 金合金**よりさらに低強度の修復用金属（例：加工法に電解析出や**焼結**を用いる金属）で，タイプ 1〜4 は同じタイプ番号の**金合金**とほぼ同等の性質を有する**合金**（金合金も含まれる），タイプ 5 は**タイプ 4 金合金**より高強度の合金（例：**コバルトクロム合金**）である．

5 **アイゾット衝撃試験**
—しょうげきしけん
Izod impact test
V 型の切欠きをもつ試験片の一端を固定し，他端をハンマーで 1 回だけ打撃し，破壊に要した吸収エネルギーを測定する衝撃曲げ試験法．測定された吸収エネルギーをアイゾット衝撃値とよぶ．単位：J

6 **アクリル系印象材**
—けいいんしょうざい
acrylic impression material
〔同義語〕レジン系印象材
アクリル系ポリマーを主成分とする**印象材**．義歯床下粘膜面の機能印象を採得するために用いられる．ポリエチルメタクリレートやポリブチルメタクリレートおよびその**共重合体**など，比較的軟らかいアクリル系ポリマーの粉末とアルコールおよび**可塑剤**からなる液を使用直前に混合して用いる．類似の組成物は**ティッシュコンディショナー**にも用いられる．

7 **アクリルレジン**
acrylic resin
〔同義語〕アクリルポリマー，アクリル樹脂
アクリル系モノマーの重合体を主成分とする合成樹脂の総称．歯科領域では，**メチルメタクリレート**のポリマー（**ポリメチルメタクリレート**）が代表例である．その他にも分子構造の一部が異なる同族ポリマーが多種類あり，それぞれ歯科用

途に応じて使い分けられている．

8 **圧延**　あつえん

rolling

回転する２本のロールの隙間を通し，両面から圧縮力を加えて板材に加工する**塑性加工**の一つ．室温で加工する冷間圧延と加熱して加工する熱間圧延がある．

9 **圧縮応力**　あっしゅくおうりょく

compressive stress

材料に圧縮力が加わったときに材料内部に生じる垂直応力．断面に垂直に作用する内力を断面積で除した値で表す．単位：Pa

10 **圧縮試験**　あっしゅくしけん

compression test

材料に圧縮力が加わったときの変形抵抗や**圧縮強さ**を測定するための試験．通常，短円柱状試験片が用いられる．圧縮荷重を受ける**セラミックス**やポリマー，脆い**金属材料**を試験するために利用される．

11 **圧縮強さ**　あっしゅくづよ―

compressive strength

物質を圧縮したときの強さ．上・底面が平行かつ平滑面の円柱状試験片の上下方向から**荷重**を付与した際，破壊に要した最大荷重値を試験片断面積で除した値．$\sigma_c = P/S$．ただし，σ_c：圧縮強さ，P：破断荷重，S：試験片断面積．単位：Pa

12 **圧接**　あっせつ

pressure welding

高圧をかけて同種または異種の金属を**接合**する加工法．常温で行う冷間圧接と，加熱して行う熱間圧接がある．歯科で用いられる金箔充塡は，冷間圧接の一つである．

13 **後ろう付け**　あと―づ―

postsoldering

陶材焼付冠（メタルボンドクラウン）ブリッジ製作で支台装置，ポンティックに**陶材**を**焼成**した後に連結部の**ろう付け**を行う方法．

14 **アノード反応**　―はんのう

anodic reaction

〔同義語〕陽極反応

電子を供与し，自身が酸化される電気化学反応．電解液中の金属が電子を放出し，陽イオンとして**溶出**する酸化反応などに代表される．

15 **アノード分極**　―ぶんきょく

anodic polarization

〔同義語〕陽分極

電気化学系において，電極電位を平衡電位よりも高い電位に移動させること．**アノード反応**が生じる．

16 **アマルガムキャリア**

amalgam carrier

〔同義語〕アマルガム輸送器

練和したアマルガム泥を採取し，窩洞まで輸送して塡入する器具．これを使用することによって，水銀に手指を接触させることなく所要量を迅速に窩洞に塡入できる．

17 **アマルガム充塡器**　―じゅうてんき

amalgam condenser

〔同義語〕アマルガムプラガー，アマルガムコンデンサー

アマルガム修復の際に塡塞を行う手用器具．気孔をなくし反応に関与しない水銀を押し出して機械的強度を確保する．練和アマルガムの**フロー**の差異や窩洞形態・大きさに対応できるよう，さまざまな先端の形状を有する充塡器がある．

18 **アマルガム修復**　―しゅうふく

amalgam restoration

銀，スズ，銅などから構成される合金粉末と水銀を**練和**してできるアマルガム泥を窩洞に塡塞し，硬化させる成形修復法．

19 **アマルガム用合金**　—ようごうきん

amalgam alloy

〔同義語〕アマルガム合金

銀およびスズを主成分とする**合金**で，水銀と**練和**して**歯科用アマルガム**として用いられる．銀とスズからなる従来型アマルガム用合金，銅を多く含み機械的特性や**耐食性**を高めた高銅型アマルガム用合金，**遅発膨張**の原因となる亜鉛を含まない無亜鉛（ノンジンク）型アマルガム用合金がある．合金粉末の形状の違いにより**球状アマルガム合金**と削片状アマルガム合金に分けられる．

20 **アランダム**

alundum

人工の**コランダム**（**アルミナ**，Al_2O_3）の一種．研磨用材料として用いられる．酸化鉄などを不純物として含むため褐色を呈する．本来は商品名である．

21 **アルギン酸カルシウム**　—さん—

calcium alginate

アルジネート印象材硬化後の生成物．アルギン酸の可溶性塩の**ゾル**とカルシウムイオンとの反応により生ずる難溶性塩．

22 **アルギン酸ナトリウム**　—さん—

sodium alginate

アルギン酸のナトリウム塩．水溶液は分子コロイドの**ゾル**で，カルシウムイオンによって架橋反応を起こし**アルギン酸カルシウム**となって硬化する．この反応によって**アルジネート印象材**の硬化が起こる．

23 **アルジネート印象材**

—いんしょうざい

alginate impression material

〔同義語〕アルギン酸塩印象材

可溶性のアルギン酸塩（**アルギン酸ナトリウム**，アルギン酸カリウム，アルギン酸アンモニウムなど）がカルシウムイオンによる架橋反応で**ゲル化**して硬化する**印象材**．アルギン酸塩のほかに**石膏**がゲル化剤（カルシウムイオンの供給源），珪藻土が**フィラー**，リン酸ナトリウムや**炭酸ナトリウム**が**硬化遅延剤**として配合されている．操作性，**弾性**に優れているが，**ハイドロコロイド印象材**であるため硬化後の**寸法安定性**に劣る．**流動性**が低いため**細部再現性**に劣り，**寒天印象材**との連合印象に用いられる．

24 **アルジネート分離材**　—ぶんりざい

alginate solution for separator

〔同義語〕レジン分離材

石膏型内で**アクリルレジン**を成形する際に，**レジン**と**石膏**の分離を容易にするために用いられるアルギン酸可溶性塩の水溶液．石膏表面に塗布することでアルギン酸塩が石膏由来のカルシウムイオンと反応し，生成した**アルギン酸カルシウム**の**被膜**が石膏面に強固に固着してレジンモノマーの石膏への浸透を防ぐ．

25 **α半水石膏**　あるふぁはんすいせっこう

alpha calcium sulfate hemihydrate

硬質石膏ならびに**超硬質石膏**の主成分．化学式は $CaSO_4 \cdot 1/2H_2O$．**二水石膏**を数気圧の加圧釜にて約125℃で加熱することで水熱合成される．水熱合成されるため，粉末は緻密質であり，その形状は均一である．適正な量の水と**練和**すると泥状（スラリー）になり，その後数分～数十分で硬化し，二水石膏となる．**硬化反応**は以下のような発熱反応である．

$CaSO_4 \cdot 1/2H_2O + 3/2H_2O \rightarrow CaSO_4 \cdot 2H_2O + 4{,}100\ cal/mol$（17.2 kJ/mol）

26 **アルミナ**

alumina

〔同義語〕酸化アルミニウム

酸化アルミニウムの通称．化学式は Al_2O_3．天然には**コランダム**，ルビー，サファイヤなどとして存在している．無色もしくは白色で，酸やアルカリにほとんど溶けない．**陶材**，**歯科用セメント**，**コンポジットレジン**の成分として用いられているほか，**研磨材**としても用いられる．

27 アルミナ陶材 —とうざい

aluminous porcelain

〔同義語〕アルミナス陶材，アルミナスポーセレン

アルミナを添加した**陶材**．一般的な陶材と比較して強さが大きいが，**透明度**が劣る．ポーセレンジャケットクラウンの製作に用いられ，歯冠色用（ボディ用，ベニア用），コア用がある．

28 アルミニウム合金 —ごうきん

aluminum alloy

アルミニウムを主成分とする**合金**．工業用ではジュラルミンがよく知られている．乳歯冠や暫間圧印冠に純アルミニウムが用いられている．

29 アルミノシリケートガラス

alumino-silicate glass

シリケートセメントや**グラスアイオノマーセメント**の粉末の主成分．**シリカ**（SiO_2）と**アルミナ**（Al_2O_3）を主成分とするガラス全般を指し，多くはアルカリ金属やアルカリ土類金属の**酸化物**（Na_2O, K_2O, CaO など）を含む．歯科用の粉末は，成分の混合物を強熱融解して作製したガラスを粉砕してつくられる．

30 アンダーカット

undercut

物体の上部から下部にくびれた構造，あるいは凹凸のある形状のくぼんだ部分を指す一般用語．印象撤去時に引っ掛かる臼歯最大豊隆部から歯頸部にかけての窪んだ部分や，硬質レジン前装冠のメタルコーピング表面に付与した球状突起（リンテンションビーズ）の付け根などにみられる構造．

31 アンチフラックス

antiflux

ろう付け操作で**ろう**が流れてほしくない部分に塗布し，融解したろうの流れを阻止する材料．ろうの融解温度が 700℃以下の場合はグラファイトが使用される．

32 安定化ジルコニア あんていか—

cubic stabilized zirconia

結晶相の大部分が立方晶である**ジルコニア**．英名の頭文字をとって CSZ と略す．透光性は高いが強度は低い．

い

33 EDTA いーでぃーてぃーえー

EDTA

エチレンジアミン四酢酸（ethylenediaminetetraacetic acid）．キレート剤の一種で，歯や骨の脱灰に用いられる．

34 EBA セメント いーびーえー—

EBA cement

酸化亜鉛ユージノールセメント（ZOE セメント）の**ユージノール**の一部を *o*-エトキシ安息香酸（*o*-ethoxybenzoic acid）に替え，粉末成分の一部に**シリカ**や**アルミナ**などの**フィラー**を補強材として添加した組成のセメント．名称は *o*-エトキシ安息香酸の英語名の略名に由来する．用途は酸化亜鉛ユージノールセメントとほぼ同じであるが，硬化体の**圧縮強さ**が酸化亜鉛ユージノールセメントよ

りも高いので，合着用としても一部使用可能とされる．

35 イオン結合　—けつごう
ionic bond
一次結合の一つ．陽イオンと陰イオンの間の静電的引力により形成される**化学結合**．一般に金属原子は陽イオンとなりやすく，非金属原子やその原子団は陰イオンとなりやすいため，金属および非金属両種原子から形成される化合物ではイオン結合が多くみられる．

36 鋳型　いがた
casting mold
鋳造（融解金属を流し込んで所要形状にする成型法）で用いる**耐火性**の陰型．**鋳造用埋没材**（鋳型材）で作製される．耐火性のほか，融解金属と化学反応しにくいこと，適当な硬化および**加熱膨張**，**湯流れ**に耐えられる機械的強さ，**鋳造体**の掘り出し時には適度な**崩壊性**なども求められる．

37 鋳型温度　いがたおんど
mold temperature
鋳造時の**鋳型**の温度．**ワックスパターン**を焼却でき，**鋳造収縮補償**のために鋳型を**加熱膨張**させ，かつ**鋳込不足**を生じないように低すぎず，**鋳肌あれ**などを生じないように高すぎない温度に設定されることが多い．

38 鋳込温度　いこみおんど
casting temperature
合金を融解して鋳造するときの温度．一般に**液相点**より 50 ～ 150℃高い温度が望ましいといわれている．

39 鋳込時間　いこみじかん
casting time
融解金属（溶湯）が鋳型内空洞を満たす時間．鋳込時間が長くなると，**湯回り不良**などによる**鋳造欠陥**が生じやすくなる．

40 鋳込不足　いこみぶそく
insufficient casting
鋳造時に融解金属（溶湯）が鋳型内空洞に十分に行き渡らないこと．

41 鋳込率　いこみりつ
casting rate
鋳造体のパターン（原型）に対する再現率を表す数値．一般にパターンの全面積に対する鋳込まれた鋳造体の面積の割合で表される．

42 異種電極電池　いしゅでんきょくでんち
dissimilar electrode cell
〔同義語〕ガルバニー電池
異なる金属が電解質液中で接触することで，両金属間に形成される電池．イオン化傾向で卑な金属がアノードになり，貴な金属がカソードになる．

43 鋳巣　いす
casting porosity
鋳造体内部に微小な気孔または気泡が存在する**鋳造欠陥**．凝固時に生じる局部的な収縮による気孔と，合金融解時のガス吸収や空気の巻き込みなどの原因による気泡がある．

44 鋳損じ　いそん—
casting failure
スプルーの閉塞，金属の融解不足，**鋳造圧**の不足などの単純な誤りによって**鋳造体**本来の形態が再現されない**鋳造欠陥**．

45 一次埋没　いちじまいぼつ
①primary flasking, ②primary investing
①ろう義歯（ワックスデンチャー）を歯科用**フラスコ**の下部に**石膏**で固定する操作．②鋳造時の**二重埋没法**において，埋没材泥で**ワックスパターン**を覆う操作．

46 **鋳肌あれ**　いはだ—
roughened casting surface

鋳造体の表面（鋳肌）が全体的あるいは局所的にあれて粗糙となる**鋳造欠陥**．**鋳込温度**や**鋳型温度**が高すぎた場合や，埋没材の早期加熱や急加熱などが原因となる．

47 **鋳バリ**　い—
casting fin

鋳造体の周囲にひれ状の余剰部分が存在する**鋳造欠陥**．**鋳型**の加熱速度が速すぎることなどによって鋳型に亀裂が生じた場合などに起こる．

48 **易融合金**　いゆうごうきん
fusible alloy

〔同義語〕易溶合金
低温（100℃前後）で融解する**合金**の総称．カドミウム，インジウム，スズ，鉛，ビスマスなど低融点金属からなる．歯科用としては打出冠の型用合金としてメロットメタル（Bi–Pb–Sn）や圧印床用としてスペンスメタル（硫化鉄とイオウの混合物で厳密には合金ではない）がある．

49 **インジェクションタイプ**
injection type

ゴム質印象材および**寒天印象材**で，シリンジ内に入れて，シリンジ先端の細孔から押し出して（inject），印象面に塗りつけるなどして使用するために**粘度**を低くしたタイプのこと．低粘度の**ライトボディタイプ**のうち，シリンジの使用を前提とするものをいう．これに対して，標準的な粘度のものをレギュラー（ボディ）タイプ，高粘度のものを**ヘビーボディタイプ**という．

50 **印象材**　いんしょうざい
impression material

歯や口腔粘膜および歯列模型などの陰型を採るのに用いられる材料の総称．一般的には型採り材ともよばれる．材料に求められる基本的な性質は，**流動性**がある状態から比較的短時間に固体状態になり（硬化し），その際の**寸法変化**が小さいことである．**熱可塑性**や**ゾル**から**ゲル**への変化を利用して温度変化で硬化するもの，化学反応によって硬化するものなどがある．

51 **印象用スパチュラ**　いんしょうよう—
impression spatula

〔同義語〕アルジネートスパチュラ
アルジネート印象材を効率よく**練和**できるよう工夫された**スパチュラ**（練和へら）．**ラバーボウル**（練和用カップ）に密着しやすいよう側面が膨らんだ曲線状に加工されている．

52 **印象用石膏**　いんしょうようせっこう
impression gypsum

主として無歯顎の本印象に用いる**石膏**．**模型用石膏**と異なる点は，**硬化時間**が短く，**寸法変化**が小さくなるように石膏の**硬化促進剤**などの薬品を比較的多く添加した材料であること．

53 **印象用トレー**　いんしょうよう—
impression tray

印象材を盛って口腔内の印象を採得するための既製またはカスタムメイドの器具（容器）．使用目的，部位および印象材の種類によって，材質，形状，大きさは多様である．

54 **印象用ワックス**　いんしょうよう—
impression wax

歯の咬合関係の採得（咬合採得）や粘膜面の印象採得の補助に用いるための**ワッ**

クス．**蜜ろう**やマイクロクリスタリンワックス等を主成分として，薄くなっても切れにくいよう柔軟に調製されている．

55 インプラント用材料

—ようざいりょう

implant material

生体の形態や機能を回復することを目的として，生体組織内に包埋されて使用される材料．人工歯根や人工関節などに使用される硬組織代替材料，骨の欠損部に充填して使用される**骨補填材**および組織誘導再生法に使用される細胞遮断膜などがある．

56 インプレッションコンパウンド

impression compound

口腔粘膜の印象採得に用いられる**モデリングコンパウンド**とトレーとしての用途を主とする**トレーコンパウンド**の総称．**熱可塑性**を有する**非弾性印象材**であり，無歯顎の印象，口腔粘膜の印象に用いられる．主成分は天然樹脂であり，ワックス類，無機質の**フィラー**および**可塑剤**からなる．

57 インレー用合金　—ようごうきん

alloy for inlay

インレーに用いられる歯科用合金．**辺縁封鎖性**を上げるため軟らかく**伸び**の大きい**鋳造用合金**が主に用いられる．大きな咬合圧が加わらない部位には**タイプ1金合金**のような軟質の**合金**が，強さを必要とする部位には**金銀パラジウム合金**や**タイプ2金合金**などが適している．

58 インレーワックス

inlay wax

インレー，クラウン，ブリッジなど比較的小型の鋳造体を製作するための原型用**ワックス**．パラフィンを主成分とする．このワックスを用いて製作した原型が**ロストワックス法**による鋳造によって，**鋳造体**に置き換わる．**軟化温度**，強さなどにより，多くの種類があり，使い分けられる．

え

59 エアシリンジ

air syringe

圧縮空気によって切削片の除去や乾燥，冷却を行う器械．**歯科用ユニット**に装備されているものは，圧縮空気のみ，水のみ，水＋圧縮空気のスプレー噴射もできるようになっており，スリーウェイシリンジとよばれる．

60 エアタービン

air turbine

圧縮空気を羽根車（ローター）に吹きつけることにより，流体の運動エネルギーを回転運動に変換し，回転動力を得る原動機の一種．

61 エアタービンハンドピース

air turbine handpiece

エアタービンを利用した歯科治療用切削器具．コントラタイプのフリクショングリップヘッドを備え，冷却水ノズルや照明装置などが組み込まれている．超高速回転（30～50万rpm）と低トルクが特徴であり，フェザータッチ（軽圧）で使用する．

62 永久ひずみ　えいきゅう—

permanent strain

〔同義語〕塑性ひずみ

物体に外力を加えたときに生じる**ひずみ**のうち，外力を除いてももとに戻らないひずみ．塑性ひずみともよばれる．**永久**

変形あるいは**塑性変形**の大きさを定量的に表す量．

63　**永久変形**　えいきゅうへんけい
permanent deformation
〔同義語〕塑性変形
外力を取り除いてももとに戻らない**変形**．

64　**ADA 規格**　えーでぃーえーきかく
ADA Specification
米国歯科医師会（American Dental Association，ADA）によって制定される**歯科材料・歯科器械**の規格．ADA 規格の一部は，**ISO 規格**との整合がはかられている．

65　**液相点**　えきそうてん
liquidus point
〔同義語〕液相温度
合金において，液体のみ存在する領域と液体と固体が共存する領域との境界温度．単位：℃．液相点以上では完全に融解した状態となる．合金の融解法や鋳造法における重要な因子である．

66　**エチルシリケート**
ethyl silicate
〔同義語〕ケイ酸エチル
ケイ酸のエチルエステルであるテトラエチルシリケート（オルソケイ酸テトラエチル）．歯科では**縮合型シリコーンゴム印象材**の**架橋剤**や高温系埋没材の**結合材**として用いられる．

67　**エチレングリコールジメタクリレート**
ethylene glycol dimethacrylate
コンポジットレジンや**硬質レジン**のモノマー（EGDMA と略される）の一種．両末端にメタクリロイルオキシ基をもち（二官能），中間にエチレングリコール基を一つもつモノマー（二つは DEGDMA，三つは TEGDMA）．**重合**は**アクリルレジン**と同様に**ラジカル重合**であり，重合体は三次元網目状構造の熱硬化性レジンとなる．**粘度**が低いので，高粘度のモノマー（Bis-GMA など）と混合してコンポジットレジンの**粘性**を下げるモノマー（希釈モノマー）として用いられている．

68　**エックス線装置**　—せんそうち
X-ray equipment
物質の**密度**や厚さ，構成元素の原子番号に依存するエックス線透過性の違いを利用して，診断あるいは治療を行うための装置．操作は有資格者に限られる．生体への無用な被曝を避けるため，エックス線撮影は管理された撮影室で行う．

69　**エッチング剤**　—ざい
etching agent
〔同義語〕酸処理剤
①歯質接着時の歯面処理として，歯面を清浄にしたり粗糙化したりする目的で用いる酸性の薬剤．エナメル質に対しては，30～40％の正リン酸水溶液などの酸が使用され，象牙質に対しては有機酸などのより弱い酸や酸性モノマーなどが使用される．②金属や**セラミックス**の表面観察や**表面性状**を変化させることを目的として，表面を軽く**腐食**するために用いられる化学薬品．

70　**エナメル陶材**　—とうざい
enamel porcelain
エナメル質の**色調**を出すための**陶材**．**透明性**が高い．**陶材焼付冠**，**オールセラミッククラウン**，ラミネートベニアなどの歯冠色に用いられる．

71　**エポキシ模型材**　—もけいざい
epoxy model material
模型製作に用いるエポキシ樹脂．常温または加熱により硬化し，硬化時に収縮するが，表面の**硬さ**も大きく，**摩耗**しにくいなどの利点がある．ただし，**石膏**のような彫刻性はない．

72 **MDP** えむでぃーぴー
MDP

リン酸メタクリロイルオキシデシル(10-methacryloyloxydecyl phosphate)の略語で，接着性官能基としてリン酸エステル基を有する酸性接着性モノマーの一種．**プライマー**や**ボンディング材**，**レジンセメント**に配合されている代表的な**リン酸エステル系モノマー**．

73 **エメリー**
emery

〔同義語〕金剛砂

Fe_2O_3を不純物として含有した**コランダム**（Al_2O_3の**結晶**からなる鉱物）主体の鉱物．非常に硬く，研削・研磨用砥粒として用いられる．

74 **エラスティック**
elastic

矯正・口腔外科領域で牽引力を与えるために用いるゴムをさす．ポリウレタンゴムやシリコーンゴムが用いられる．矯正用としては，ゴムリング，チェーン，固定用モジュールなどがある．

75 **エラストマー**
elastomer

ゴム弾性を有するポリマー．**ゴム質印象材**や矯正用エラスティックなどに用いられている．

76 **エルビウムヤグレーザー**
Er：YAG laser

固体レーザーの一種で，ヤグ（YAG; Yittrium Aluminium Garnet，イットリウムアルミニウムガーネットの略）にエルビウムを添加した物質を用いて発生する**レーザー**（波長：2.94 μm）．歯の**切削**や軟組織の切開・切除あるいは止血に用いられる．水に吸収されやすく（**炭酸ガスレーザー**の約10倍），歯質のう蝕部の蒸散に利用されている．

77 **遠心鋳造** えんしんちゅうぞう
centrifugal casting

〔同義語〕スピン鋳造

融解金属に遠心力を作用させて**鋳造圧**を発生させる鋳造法．アームと称する棒状体の一端に**鋳型**と**るつぼ**を，もう一端にバランス用おもりを配置し，バネやモーターなどによってアームを回転し遠心力を生じさせ，融解した金属を鋳込む．

78 **遠心鋳造機** えんしんちゅうぞうき
centrifugal casting machine

鋳型を回転させ，遠心力を利用して金属を鋳込む**鋳造機**．スプリング式と電動式がある．遠心力は鋳造機のアームの長さ，**回転速度**の二乗と物体の重量に比例するため，比重の大きい金属ほど大きな**鋳造圧**がかかる．回転速度により鋳造圧を制御することが可能であり，持続性のある大きな鋳造圧を得ることができる．

79 **円錐台** えんすいだい
crucible former

歯科鋳造において，**鋳型**作製時に**ワックスパターン**を植立固定するための円錐形の台．ゴムや金属で製作され，尖端の孔に**スプルー線**を挿す．これにより，鋳型には漏斗状の鋳込み口が形成される．

80 **延性** えんせい
ductility

弾性限を超える**引張応力**を材料に作用させたとき，**塑性変形**を示して長く引き延ばされる性質．**塑性**の一種である．延性は**引張試験**で測定した**伸び**や断面減少率で表す．金，白金，銀，銅などは金属のなかでも延性が大きく，純金は最も延性が大きい金属である．

81 **延性材料**　えんせいざいりょう
ductile material
塑性変形能の大きな材料．**引張試験**における**伸び**や断面減少率が尺度となる．金，銀，銅などの純金属は**展延性**に優れた材料である．

82 **延性破壊**　えんせいはかい
ductile fracture
破壊の一様式．大きな**塑性変形**を伴って，クラックの遅い伝播で起こる破壊現象．破断面はディンプルパターンとよばれる小さなくぼみを呈する．

83 **縁端強さ**　えんたんつよー
marginal strength
材料の縁端部分，とくにマージン部分の強さ．修復材料の場合，窩洞辺縁部に相当する縁端強さが**微小漏洩**による二次う蝕の発生に影響する．

84 **エンドカッティングバー**
endcutting bur
陶材や**セラミックス**を用いた歯冠補綴装置の支台歯形成において，縁端破折の防止を目的に遊離エナメル質や突起の削除をするための**回転切削器具**．

お

85 **応力**　おうりょく
stress
物体に外力が作用すると，物体内には内力が生じる．物体内の仮想面に作用する単位面積当たりの内力．応力は大きさと方向をもつベクトルである．単位：Pa

86 **応力解析**　おうりょくかいせき
stress analysis
境界条件のもとで，材料内に生じる応力分布や変動を求めるための方法．理論式から厳密解を求める方法と，計算力学による数値解析，実験的な応力測定法がある．

87 **応力緩和**　おうりょくかんわ
stress relaxation
材料に一定の**ひずみ**を加えて放置すると，材料内に生じた**応力**が経時的に減少する現象．単に緩和ともいう．**印象材**では**永久変形**の原因になる．外側性鋳造体では，**ワックスパターン**の収縮抑制に応力緩和が利用されている．

88 **応力集中**　おうりょくしゅうちゅう
stress concentration
形状が一様な部分に比べて，気泡などの欠陥の端や切欠きの底にきわめて大きい**応力**が発生する現象．最大応力と一様な応力の比を応力集中係数といい，欠陥や切欠きの形状で決まる無次元の係数である．

89 **応力−ひずみ曲線**
おうりょく―きょくせん
stress-strain curve
〔同義語〕応力ひずみ図，応力ひずみ線図
試験片を**変形**させた際の負荷と変形量との関係を，試験片の寸法をもとに**応力**と**ひずみ**との関係に換算した図．**引張試験**においては，負荷を試験片原断面積で除して応力を，変形量を試験片原長で除してひずみとして作成する．

90 **応力腐食**　おうりょくふしょく
stress corrosion
通常では**腐食**を生じない場合でも，腐食環境中で応力下にある領域がアノードとなり，選択的に起こる腐食．

91 **応力腐食割れ**　おうりょくふしょくわ―
stress corrosion cracking
腐食環境中にある**金属材料**に静的な**応力**が作用すると，低い応力でも時間の経過とともに亀裂が発生・進展し，破壊を起こす現象．**陶材**や**ポリメチルメタクリレート**でも同様の現象が観察され，おのおの静疲労と環境応力亀裂とよばれる．

92 オーステナイト

austenite

鉄に炭素が固溶した**面心立方格子**の固溶相．γ相ともよばれる．高温での安定相であり，徐冷するとフェライト（炭素を固溶した**体心立方格子**の相）中にセメンタイト（Fe_3C）または炭素が析出した二相状態に変化する．急冷すると**マルテンサイト**が形成され，硬く脆くなる．**鋼**の**焼入れ**は**マルテンサイト変態**を利用した**硬化熱処理**の一つである．

93 オーバーヒート

overheat

〔同義語〕過熱

適正な温度以上に過熱すること．

94 オールセラミッククラウン

all-ceramic crown

セラミックスだけで構成された**審美性**の高いクラウン．

95 押し込み硬さ　お—こ—かた—

indentation hardness

〔同義語〕圧縮硬さ

規格化された形状の圧子を一定の**荷重**で一定時間だけ材料表面に垂直に押し込み，その荷重を除荷後の圧痕の表面積または投影面積で除した値．伝統的には kgf/mm^2 での値を無名数で表示するが，Pa で表示されることもある．**ブリネル硬さ**，**ロックウェル硬さ**，**ビッカース硬さ**，**ヌープ硬さ**がある．

96 オペーク

opaque

不透明の意．ガラス質やポリマーなどのマトリックス中に屈折率の異なる物質からなる粒子が混在していると，両者が透明であってもその**界面**で光が散乱されるため不透明にみえる．**チタニア**，**ジルコニア**など屈折率の高い**結晶**は，効果的なオペークの原料となる．金属色やセメント色がみえないようにするために用いる．

97 オペーク色　—しょく

opaque color

オペーク陶材や**オペークレジン**の**色調**．修復物の色調はオペーク色により大きく影響される．

98 オペーク陶材　—とうざい

opaque porcelain

白色，不透明な**陶材**．**陶材焼付冠**などの金属被着面に塗布する．目的は金属色の遮蔽と金属との**接合**である．**透明性**をなくすために**チタニア**，**ジルコニア**を配合し，さらに金属との強固な接合を目的に酸化スズ（SnO_2）を多く添加している．

99 オペークレジン

opaque resin

レジン前装金属冠に用いられる**レジン**のうち，金属に**接着**させて下地の金属色を遮断する不透明なレジン．酸化スズや酸化チタンなどが光を遮蔽する**着色剤**として含まれている．

100 オリゴマー

oligomer

一般的に数個から数十個程度の同じ構造の繰り返し（繰り返し単位またはモノマー）からなる分子．分子量が大きいものは高分子とよばれるが，その境界は厳密には定義されていない．オリゴペプチド，オリゴヌクレオチド，オリゴ糖などの生体物質がある．

101 温度ヒステリシス おんど―
thermal hysteresis
温度変化に伴う物質の物性値(電気抵抗，**粘度**など）の変化（曲線）が，加熱過程と冷却過程で一致しない現象．形状記憶合金や**寒天印象材**などが温度ヒステリシスを示す．たとえば，ゲル状の（固まった）寒天印象材は60℃では**ゲル**であるが，ゾル状の寒天印象材を冷却して60℃としてもゾル状（**流動性**のある状態）を保つ．

か

102 加圧吸引鋳造
かあつきゅういんちゅうぞう
vacuum pressure casting
〔同義語〕圧迫吸引鋳造，差圧鋳造
加圧鋳造と**吸引鋳造**を組み合わせた鋳造法．アルゴンガス，空気などのガス圧で鋳込み口側から加圧して融解金属を鋳型内空洞に押し込むと同時に，反対側からは吸引して融解金属を鋳型内に引き込んで鋳造する．

103 加圧鋳造 かあつちゅうぞう
pressure casting
〔同義語〕ガス圧鋳造
アルゴンガス，空気あるいは水蒸気などの高いガス圧を**鋳造圧**として，融解金属を鋳型内空洞に押し込む鋳造法．**鋳型**に対し全方向から，または鋳込み口側の一方向から加圧する．鋳造室内や鋳型内部をいったん真空にしてから鋳造する場合もある．

104 加圧埋没 かあつまいぼつ
pressure investing
〔同義語〕加圧埋没法
埋没直後の**鋳型**を圧縮空気などにより加圧しながら硬化させる**埋没法**．埋没材泥中の気泡を押しつぶして実用的に問題のない大きさまで小さくすることで，球状突起などの**鋳造欠陥**の発生を防止する．

105 カーボランダムディスク
carborundum disc（disk）
炭化ケイ素（シリコンカーバイド，SiC）の**砥粒**とバインダーを薄い円盤状に成型した回転研削工具．**マンドレール**に固定し，電気エンジンまたは**マイクロモーターハンドピース**に装着して使用する．鋳造後の**スプルー**の切断や**研磨**などに用いられる．

106 カーボランダムホイール
carborundum wheel
炭化ケイ素の**砥粒**とバインダーを厚めの円盤状に焼結成型した回転研削工具．**マンドレール**に固定し，電気エンジンまたは**マイクロモーターハンドピース**に装着して使用する．円盤状のため外周線速度が大きく，効率的な研削加工が可能である．

107 カーボランダムポイント
carborundum point
炭化ケイ素の**砥粒**とバインダーを金属製シャフトに**焼結**した回転研削工具．電気エンジンあるいはマイクロモーター用とエアタービン用とがあり，種々の形態・サイズがある．安価で砥粒の自生作用があるため頻用される．

108 外側性修復物
がいそくせいしゅうふくぶつ
external restoration
〔対義語〕内側性修復物
歯を外側から包み込むように被覆する修復物．全部被覆冠などがこれに相当する．

109 **回転切削器具**　かいてんせっさくきぐ
rotary cutting equipment
バーやポイントなどを回転させることによって切削・**研削**・**研磨**を行う器具の総称．動力源として電気エンジン，マイクロモーターあるいは**エアタービン**を用い，**ハンドピース**で工具を保持して使用する．

110 **回転速度**　かいてんそくど
rotational speed
物体の単位時間当たりの回転数．単位：s^{-1}．実用的には，回/分（rpm）が多く用いられる．回転速度は，**遠心鋳造機**や**切削器具**では重要なパラメータである．工具の直径をDとすると，周速（V）と回転速度（R）との関係は$V=\pi DR$で表される．

111 **界面**　かいめん
interface
二つの物質または物体が接する面．界面は液体-固体間，気体-液体間，気体-固体間，固体-固体間で形成される．

112 **界面活性剤**　かいめんかっせいざい
surface-active agent, surfactant
〔同義語〕表面活性剤
液体の**表面張力**を著しく減少させる物質の総称．分子内には疎水基（アルキル基など）と親水基（カルボキシ基など）の両者を有する．界面活性剤は**ワックス**などの疎水性物質側に疎水基を向けて結合し，外側に親水基を配向させることにより，水に対する表面張力を低下させると考えられる．

113 **界面破壊**　かいめんはかい
adhesive failure
〔同義語〕界面剥離，接着破壊
接着面における破壊様式の一つ．**接着材**で**接着**した二つの材料に**荷重**を付与したときに，接着材と**被着体**の**界面**で剥離あるいは破壊が起こる現象．平滑な破断面となる．表面の汚染あるいは処理状態や接着材の硬化状態の良否などに影響される．

114 **カオリン**
kaolinite
〔同義語〕陶土，磁土
磁土あるいは陶土ともいわれる粘土の一種類．主成分はカオリナイト（Al_2O_3・$2SiO_2$・$2H_2O$）．**陶材**に成形性を付与する成分として使用されている．添加量が増すと不透明となるため，歯科用陶材では5%以下しか含まれていない．

115 **化学結合**　かがくけつごう
chemical bond
分子または結晶内で原子やイオンを互いに結びつけている結合．化学結合は，一般にその結合様式によって**共有結合**，**イオン結合**および**金属結合**の三つに分類される．実際の結合のなかには，純粋に一つの結合に分類することが難しく，二つ以上の結合の混合とすることが多い．

116 **化学研磨**　かがくけんま
chemical polishing
酸やアルカリ溶液に金属を浸漬して表面を溶解させて行う**研磨**．凹凸部が平均的に研磨され，短時間での研磨が可能である．金属の種類により適切な化学研磨液を選択する．

117 **化学重合**　かがくじゅうごう
chemical curing
過酸化ベンゾイルなどの過酸化物（**重合開始剤**）と**ジメチルパラトルイジン**などの第3級アミン（**重合促進剤**）の組み合わせや，酸素と**トリ-*n*-ブチルボラン**（TBB）などの強力な還元剤の組み合わせで起こる酸化還元反応で生じたラジカルで開始する**重合**．重合開始剤と重合促進剤が別々に配合された二材を混合することで重合が開始するシステム（**化学重合型コンポジットレジン**，常温重合アクリルレジンなど）と，使用時にモノマーに加えたTBB等が空気中の酸素と反応して重合が開始するシステム（MMA系レジンセメントなど）がある．

118 化学重合型コンポジットレジン
かがくじゅうごうがた―
chemical-cured composite resin

コンポジットレジンの一種．**重合開始剤**を含むペーストと**重合促進剤**を含むペーストの二つを混合すると常温で**重合**が起こり硬化するタイプ．常温でラジカルを発生する酸化還元系触媒が用いられている．

119 化学重合型レジン
かがくじゅうごうがた―
chemical-cured resin

酸化還元反応によってラジカルを生成して**重合**する**レジン**．歯科では主に**付加重合**によって硬化するレジンをいう．

120 化学的性質 かがくてきせいしつ
chemical property

物質の化学反応性に関連した性質．化学的安定性，**溶解性**，腐食性，変色性など．

121 可逆性ハイドロコロイド
かぎゃくせい―
reversible hydrocolloid

ハイドロコロイドのうち，温度変化で可逆的にゾル↔ゲルの物理的状態変化が起こる材料．**寒天印象材**がこれに該当する．

122 架橋 かきょう
cross-linking

線状高分子鎖の間にあたかも橋を架けたかのような分子構造（架橋構造，網目状構造）を形成すること．たとえば，重合性の二重結合（メタクリロイルオキシ基など）を2個以上同一分子内に有するモノマー（**多官能性モノマー**）を単官能性モノマーと混合して**重合**させると形成される．このほか，カルボキシ基を有する鎖状高分子と2価以上の陽イオンとの反応によっても形成される．**コンポジットレジン**，**硬質レジン**，**ゴム質印象材**，**アルジネート印象材**，**グラスアイオノマーセメント**などでみられ，硬化の主因となる．**義歯床用レジン**では架橋により**耐衝撃性**が高まる．

123 架橋剤 かきょうざい
cross-linking agent

モノマーの重合過程や反応性ポリマーに作用して，分子間を橋渡しする結合を生じさせ，架橋構造（網目状構造など）をもつポリマーをつくる物質．**縮合型シリコーンゴム印象材**に含まれる**エチルシリケート**や**義歯床用レジン**の**多官能性モノマー**など．

124 架橋度 かきょうど
degree of cross-linking

〔同義語〕架橋密度
高分子構造中に占める**架橋**の割合，すなわち線状高分子が橋架けされている程度．架橋度は膨潤性，**溶解性**および**機械的性質**などの物性に影響する．

125 顎顔面補綴材料
がくがんめんほてつざいりょう
maxillofacial prosthesis material

顎や顔面の欠損部を修復する顎顔面補綴装置（エピテーゼ）製作のために使用される材料．**アクリルレジン**，シリコーンゴム，ビニル樹脂などが用いられている．

126 拡散 かくさん
diffusion
固体，液体，気体中において，場所により成分の濃度差がある場合，高濃度領域から低濃度領域に成分物質（原子，イオン，分子）が移動し，濃度差がなくなっていく現象．**合金**の**熱処理**には不可欠な現象で，原子の移動に伴う相変態に深く関係する．

127 拡散係数 かくさんけいすう
diffusion coefficient
物体中における原子等の**拡散**の速さを示す係数．フィックの第一および第二法則における比例定数．単位：m^2/s.

128 加工硬化 かこうこうか
work hardening
〔同義語〕ひずみ硬化
再結晶温度以下で**金属材料**を**塑性加工**すると，**硬さ**，強さ，**弾性限**が増大し，**延性**は低下する現象．ひずみ硬化ともよばれ，金属を強化する方法の一つである．針金は何度も曲げると容易に破断する．それは加工硬化によって針金が硬くなると同時に延性が低下して脆くなるからである．

129 加工度 かこうど
degree of working
〔同義語〕加工率
塑性加工において，**金属材料**が受ける**塑性変形**の比率．一般に加工前の材料の断面積に対する加工後の断面積減少の割合である断面減少率で表す．

130 加工特性 かこうとくせい
working property
〔同義語〕加工性
材料の加工に関連する諸性質．一般には，形成の難易度を決定する因子となり，歯科では加工性や**鋳造性**として評価される．**機械加工**では，切削抵抗，切屑や仕上げ面の状態，切削器具の損傷，経済性などが含まれる．

131 加工用合金 かこうようごうきん
wrought alloy
所定の形状に加工して使用するための**合金**．歯科用としては**金合金**，**金銀パラジウム合金**，**コバルトクロム合金**，**ニッケルクロム合金**，**チタン合金**および**ステンレス鋼**があり，線材や板材として供給され，補綴・矯正用に使用される．

132 過酸化ベンゾイル かさんか—
benzoyl peroxide
2個のベンゾイル基が過酸化結合で結合している化合物．60℃以上で**熱分解**が激しくなりラジカルを発生するので，**ラジカル重合**の開始剤として用いられる．また，常温において第3級アミンとの酸化還元反応によりラジカルを発生する．これらの性質を利用して，**加熱重合レジン**および**即時重合レジン**の**重合開始剤**に用いられる．

133 荷重 かじゅう
load
物体に作用する外力．重力，遠心力，電磁気力のように物体の体積に作用する物体力と表面に垂直に作用する垂直荷重，平行あるいは接線方向に作用するせん断荷重のような表面力からなる．単位：N

134 荷重－伸び曲線
かじゅう—の—きょくせん
load-elongation curve
〔同義語〕荷重－変形図
引張試験で，**荷重**を負荷していくと材料は伸びる．この変形量を横軸にとり，それに対応する荷重を縦軸にとって破断に至るまでの材料の変形量と荷重の関係を描いた曲線．

135 **加水分解**　かすいぶんかい
hydrolysis
水の添加や存在によって起こる化合物の分解反応．多くのエステル類は環境下で加水分解されるが，一般的にアルカリ性での加水分解は酸性よりもその分解速度は速い．歯科用レジンの多くはエステル結合をもっているので，口腔内環境下では未重合のモノマー，たとえば**メチルメタクリレート**はエステラーゼなどにより，メタクリル酸とメタノールに分解される．

136 **画像処理**　がぞうしょり
image processing
写真や図などの画像をコンピュータに取り込み，取り込んだ画像を目的に合わせて使用できるようにする処理．画像の拡大やトリミングを始め，画像自体の改善，修正などを行う．

137 **カソード反応**　―はんのう
cathodic reaction
〔同義語〕陰極反応
電子を受け取り，自身が還元される電気化学反応．電解液中の陽イオン（カチオン）や**溶存酸素**が電子を受け取り，単体や水酸化物イオンを生成する還元反応などに代表される．

138 **カソード分極**　―ぶんきょく
cathodic polarization
〔同義語〕陰分極
電気化学において，電極電位を平衡電位よりも低い電位に移動させること．**カソード反応**が生じる．

139 **可塑剤**　かそざい
plasticize
合成高分子材料の**可塑性**あるいは**流動性**を増加させるために添加される物質．代表的なものとしてフタル酸エステルがあげられる．

140 **可塑性**　かそせい
plasticity
〔同義語〕塑性
固体に外力を加えたときに**塑性変形**を示す性質．**コンポジットレジン**のペーストなど，比較的小さな外力に対して流動的な塑性変形を示し，よい成形性を有する物質をとくに可塑性があるという．また，熱を加えると軟化して可塑性を示し，冷却すると可逆的に硬化する性質を**熱可塑性**という．**インプレッションコンパウンド**や**アクリルレジン**などが熱可塑性を示し，**熱可塑性樹脂**とよばれる．

141 **型ごと埋没法**　かた―まいぼつほう
model investment method
耐火模型上で形成した**ワックスパターン**を模型から外さずに模型とともに**埋没**する方法．模型ごと埋没するため，取り外しによるワックスパターンの**変形**は起こらない．成型した補綴装置の適合性の確認は作業用模型上で行う．

142 **硬さ**　かた―
hardness
〔同義語〕硬度，かたさ
材料の**塑性変形**に対する相対的な抵抗性を表す尺度の一つ．**押し込み硬さ**（圧縮硬さ）試験法，引っかき硬さ試験法，弾性硬さ試験法によって評価される．歯科では定量性のある押し込み硬さ試験法が多く用いられる．

143 **硬さ試験**　かた―しけん
hardness test
〔同義語〕硬度試験
試験片に硬質の圧子を一定荷重で押し込む押し込み硬さ試験法，基準の物質との擦り合わせや引っかきを利用した引っかき硬さ試験法，ハンマー落下による動的な反発を利用した弾性硬さ試験法がある．

144 **仮着用セメント**　かちゃくよう—

temporary cement

歯冠補綴装置をセメント合着する前に，後から容易に取り外せるように仮に合着させるために用いるセメント．この仮着した状態で患者の使用時の咬合状態，**審美性**，機能回復，装着感などを観察し，再調整を行う．**酸化亜鉛ユージノールセメント**などが用いられる．異常がなければ最終的にセメント合着を行う．

145 **顎骨再建用材料**

がっこつさいけんようざいりょう

material for jaw bone reconstruction

顎骨に生じた欠損を形態的，機能的に回復するために用いる材料．チタン，**コバルトクロム合金**あるいはアパタイトやβ型リン酸三カルシウムなどの**セラミックス**が用いられている．

146 **ガッタパーチャ**

guttapercha

熱帯産アカテツ科および同属の植物の乳状滲出液を精製し凝固した成分．化学的にはトランス型のイソプレンからなる．結晶性を有し，25～30℃で軟化し60℃で**可塑性**を示す．水には溶けにくく，温エタノールやクロロホルム，*d*-リモネン，ユーカリ油などに溶ける．**根管充填材**，**仮封材**などに用いられる．同素体にシス型のイソプレン（天然ゴム）がある．

147 **ガッタパーチャポイント**

guttapercha point

ガッタパーチャと**無機質フィラー**（主に**酸化亜鉛**）を混合し根管充填に適した形状（棒状,円錐形など）に成型したもの．抜髄した歯の根管内に軟化させたものを圧入して充填するのに用いられる．

148 **カップリング剤**　—ざい

coupling agent

材料表面の改質を行うための処理剤の一種．二種類の材料（たとえば，**セラミックス**と**レジン**など）の両者に結合する官能基を有する物質.代表例は,**シランカップリング剤**として知られるγ-メタクリロイルオキシプロピルトリメトキシシラン（γ-MPTS）である．γ-MPTSは，**加水分解**によって生じるシラノール基がシリカ化合物など無機質表面に強固に結合し，重合性を有するメタクリロイルオキシ基がアクリル系モノマーなどと**共重合**する性質をもっているので，シリカ化合物と**アクリルレジン**を**接着**するときのカップリング剤として有効に作用する．

149 **加熱重合**　かねつじゅうごう

heat curing

加熱することによって起こる**重合**．加熱重合型床用アクリルレジンでは，**重合開始剤**である**過酸化ベンゾイル**が60℃以上に加熱することにより分解が激しくなりラジカル（遊離基）を発生し，これがモノマー(単量体)の**メチルメタクリレート**を活性化し重合を開始させる．床用レジンでは，加熱方法によって水中で行う**湿熱重合**とヒートプレスを用いて行う**乾熱重合**に分類される．**歯冠用硬質レジン**では，加熱重合器内で行われる．

150 **加熱重合レジン**　かねつじゅうごう—

heat-cured resin

〔同義語〕加熱重合型レジン

義歯床用アクリルレジンは，その**硬化機構**から加熱重合レジン，**即時重合レジン**，光重合レジンに分類される．このうち，**重合開始剤**である**過酸化ベンゾイル**の分解速度が大きくなる60℃以上に加熱することによって**ラジカル重合**を起こさせる**レジン**．義歯床用アクリルレジンや**歯冠用硬質レジン**などがある．

151 **加熱膨張**　かねつぼうちょう
heating expansion

物質が加熱されるときに生じる膨張．**鋳造用埋没材**において，**耐火材**として含まれる**シリカ**（**クリストバライト**や**石英**）が低温型（α型）から高温型（β型）へと**変態**することにより，とくに大きな膨張が生じる．この膨張を利用して**鋳造収縮**を補償しているため，**鋳型**の加熱温度は鋳造において重要な因子である．

152 **仮封材**　かふうざい
temporary sealing material

形成した窩洞や支台の歯質表面を外部からの汚染・刺激から保護することを目的として，一時的に窩洞や支台に適用する材料．**仮封用セメント**はこの一種であるが，このほかに**ガッタパーチャ**を用いたストッピングがある．

153 **仮封用セメント**　かふうよう—
temporary sealing cement

形成した窩洞や支台の歯質表面を外部からの汚染・刺激から保護することを目的として，一時的に窩洞や支台に適用するセメント．代表的なものとして，**酸化亜鉛ユージノールセメント**やアクリル系仮封用セメントがある．

154 **紙練板**　かみれんばん
paper mixing slab

〔同義語〕練和紙

印象材やセメント，**レジン**などの**練和**に用いる使い捨ての台紙．材料が染み込まないよう**表面処理**が施されている．

155 **ガラス状態**　—じょうたい
vitreous state, glass state

液体の状態から冷却した際に，結晶化せずに**流動性**を失って固体となった状態．ガラス状態では，原子や分子の配列は長距離秩序をもたず，液体に似た状態となる．ガラスを作る場合は，結晶化の時間を与えないように急冷する．また，ポリマーは分子が巨大であるため，通常は結晶化することなくガラス状態となることが多い．

156 **ガラス浸透**　—しんとう
glass infiltration

セラミックスを焼結収縮がさほど起こらない低焼結段階（素焼段階）まで**焼成**したのち，焼結粒子空隙にランタンシリケートガラスなどのガラスを浸透させて緻密なガラス・セラミックス修復物を作製する方法．多孔質ブロックをCAD/CAMシステムで成形してから，ガラスを浸透させる技法も用いられる．焼結収縮による**寸法変化**が少ない利点があるが，微少な空隙に**粘度**の高いガラスを融解し圧入するための専用装置を必要とする．

157 **ガラスセラミックス**
glass ceramics

広義にはガラス質（**非晶質**）と**セラミックス**（結晶質）の複合物をさす．狭義には**結晶化ガラス**を意味し，ガラスを再加熱して**結晶**を析出させたものである．結晶には雲母，**長石**，**リューサイト**，**二ケイ酸リチウム**などがある．一般的には，ガラスに結晶化しやすい成分を添加し融解・成形後に**熱処理**により微結晶相を析出させた材料．融解後のガラスは透明だが，結晶析出後は半透明から不透明に変化し，多くは機械的強度や**硬さ**が高くなる．

158 ガラス繊維 —せんい

glass fiber

融解したガラスをノズルから引き出して繊維状としたもの．ガラス繊維は**引張強さ**が大きく，長繊維のものは糸状や布状に成形され，ガラス繊維強化プラスチック（GFRP）の補強材として用いられる．また長繊維を細かく裁断したガラス短繊維も**フィラー**として用いられる．歯科用では，メタルフリーの**硬質レジン**を用いたブリッジのポンティック部の補強用などに用いられる．短繊維（ウール）のものは，適切なバインダーによりフェルト状に成形され，鋳造用の**リングライナー（緩衝材）**として用いられる．

159 ガラス転移 —てんい

glass transition

レジンやガラスなどの**非晶質**の固体を加熱した場合に，硬く**流動性**のないガラス状固体から軟化（ゴム状）したり流動性のある状態に変わる現象．ガラス転移に伴い，**熱膨張係数**，**比熱**，**密度**，屈折率，**弾性係数**など種々の性質が急激に変化する．

160 ガラス転移点 —てんいてん

glass transition point

〔同義語〕ガラス転移温度

ガラス転移の起こる温度．単位：℃．高分子はガラス転移点以下では**非晶質**のガラス状となり，ガラス転移点以上では液状またはゴム状となる．歯科用レジンにおいては，ガラス転移点以上の加熱は大きな**塑性変形**をもたらす．

161 ガラスビーズ

glass bead

微小球状に成形したガラスの微粉末．粒径 40 ～ 100 μm のものを**サンドブラスト**などの研磨砥粒として用いる．乾熱滅菌器の滅菌媒体として，250 ～ 300℃に加熱して用いることもある．

162 ガラス練板 —れんばん

glass mixing slab

主に**リン酸亜鉛セメント**の**練和**に用いるガラス板．リン酸亜鉛セメントの練和時には発熱を伴い，これによる温度上昇で**硬化時間**が短くなる．そのため，厚いガラス板に熱を放散させて十分な**操作時間**を確保する．

163 カラット

①karat, ②carat

①金の純度（K）を表す単位．**金合金**における金の純度では純金を 24K とし，合金中の金の含有量（重量分率）を表し，数値が24に近いほど金の含有量が高い．18K は 75％の金を含むことを示す．**貴金属**でも金のみに使用され，白金，銀など他の貴金属には用いられない．②宝石の質量（ct もしくは car）を表す単位．宝石の質量を表すときは 1 カラットが 200 mg に相当する．

164 カラットメタル

admix alloy for noble alloy

所定の**カラット**の**金合金**を作製するため，純金に加えて融解する**合金**．銀 1：銅 2 に近い組成で，所定量を 5 g の純金板と合わせて融解することで正確なカラット数の合金となるよう，板材には印が刻まれており，あるいは所定量の粒となっている．

165 ガリウム合金 —ごうきん

gallium alloy

〔同義語〕ガリウム成形充塡材，ガリウム含有合金

ガリウムを利用した**成形修復材**およびその**合金**．ガリウムはスズや亜鉛と合金化すると常温で液体の金属となる．さらに

金や銀など他の金属と合金化させると固化するため成形修復材として用いることができる．**耐食性**に問題があるが，アマルガムに替わるものとして研究され市販されている．

166 カルシア

calcia

〔同義語〕生石灰，酸化カルシウム

酸化カルシウムの通称，生石灰ともよばれる．化学式はCaO．白色の結晶性粉末で吸湿性があり，水と反応すると発熱しながら**水酸化カルシウム**となる．乾燥剤や**陶材**の原料として使用されている．

167 カルナウバワックス

carnauba wax

熱帯産やし（ロウヤシ）の葉から分泌する**ワックス**．高級脂肪酸エステル80％とその他炭化水素を含む植物性エステルのワックス．黄白色で，低温では硬くて脆い性状を示す．**融点**は84～91℃でワックス類のなかでは高い．**インレーワックス**などに添加される．光沢を増し，**硬さ**を増大させ，**フロー**を抑制する効果をもつ．

168 ガルバニーショック

galvanic shock

〔同義語〕ガルバニー疼痛，カルバニックショック

ガルバニー電流によって痛みやショックを感じること．ガルバニーショックの発生は異種金属間の**電位差**の大小で決定される．

169 ガルバニー電流 ―でんりゅう

galvanic current

口腔内でイオン化傾向の異なる異種金属が接触したときに，唾液，組織液などが電解液となって外部回路が形成されて電池ができ，その結果流れる電流．たとえば，アマルガムの対合歯を**金合金**で修復した場合などに出現する．電池が形成されると電位が低い金属がアノードになり**腐食**が進行する．

170 還元帯 かんげんたい

reducing zone

〔同義語〕還元炎

ブローパイプの火炎のなかで，空気量が理論燃焼量よりも少ないために生じる部分．火炎は外側から酸化帯，還元帯，**燃焼帯**，未燃焼帯に分かれている．還元帯と酸化帯の移行部が最も温度が高いので，鋳造や**ろう付け**の際の**合金**の融解はこの部分で行う．

171 緩衝材 かんしょうざい

force relieving material,

cushioning material

加えられる力（一般的には衝撃力）をやわらげるために用いる材料．歯科領域では，**リングライナー**や義歯床に裏装する**ティッシュコンディショナー**がこれに相当する．

172 乾食 かんしょく

dry corrosion

〔同義語〕化学腐食

金属が反応性気体（酸素，亜硫酸ガス，炭酸ガス）と接触し，表面に**酸化物**や硫化物などが生成して金属が消耗する現象．低温では反応速度が遅く実用上問題とはならないので，一般的に乾食は高温酸化や高温腐食を意味する．鋳造時の合金融解過程で過度に加熱した場合は，酸素や**石膏系埋没材**から発生する亜硫酸ガスで乾食（高温腐食）が生じる．

173 感水性 かんすいせい

susceptibility to water

ある物質が水などの溶媒に触れることにより性状が変化しやすい性質．たとえば，

グラスアイオノマーセメントは硬化時に水分に触れる，すなわち感水すると**硬化反応**が阻害され，表面は白濁化し硬化不良を生じる．

174 **間接成形法**　かんせつせいけいほう
indirect fabrication and processing method

〔同義語〕間接法，〔対義語〕直接成形法
印象を採得して口腔を再現した作業用模型を作製し，その模型上で修復物や補綴装置を製作する方法．

175 **寒天印象材**　かんてんいんしょうざい
agar impression material

寒天の濃厚水溶液（8～15％）で37～40℃で**ゲル化**するように調製された**印象材**．通常，100℃で**ゾル化**させ60℃以下のゾル状態で印象採得を行う．**ハイドロコロイド印象材**の一種で，可逆性を有する**弾性印象材**．模型の複製に用いられる複印象用寒天印象材は，寒天濃度が口腔印象用より低い．

176 **乾熱重合**　かんねつじゅうごう
dry heat curing

〔同義語〕乾式重合
熱媒体に水を使用しない加熱重合法．義歯床用加熱重合レジンには，ヒートプレス（ヒーター付きプレス）が用いられる．**歯冠用硬質レジン**には，ヒーターを内蔵した専用加熱重合器などが用いられ，空気圧で加圧するタイプもある．

177 **カンファーキノン**
camphorquinone

環状キノン系化合物の一種．第3級アミンとの組み合せで特定波長（約475 nm）の可視光線によって励起されラジカルを発生する．**光重合型コンポジットレジン**などの代表的な**光増感剤**（**重合開始剤**）であり，第3級アミンとしてはジメチルアミノエチルメタクリレート（DMAEMA）が用いられる．

178 **γ-MPTS**　がんまえむぴーてぃーえす
γ-MPTS

γ-メタクリロイルオキシプロピルトリメトキシシラン（γ-methacryloyloxypropyl trimethoxysilane）の略称．歯科で最もよく用いられている**シランカップリング剤**．メトキシ基の**加水分解**によりシラノール基が生成し，ガラスなどのシラノール基と縮重合するとともに，逆末端のビニル基が**コンポジットレジン**等のビニル基と**重合**する．

き

179 **機械加工**　きかいかこう
machining

バーなどの切削器具を使用して，補綴装置や修復物などの対象物を切り削る加工方法．**セラミックス**，**レジン**および金属をCAD/CAMにより成形加工するときに使用されている．

180 **機械研磨**　きかいけんま
mechanical polishing

切削器具を用いた形態修正に引き続き，**砥粒**を**結合材**で固めた工具を用いて被研磨物の表面を荒研磨，中研磨，**仕上げ研磨**し，**表面粗さ**を順次小さくしながら平滑にしていく作業．

181 **機械的性質**　きかいてきせいしつ
mechanical property

〔同義語〕力学的性質
引張強さ，**伸び**，**曲げ強さ**，**圧縮強さ**，**硬さ**，**疲労限度**，**衝撃強さ**，破壊靱性値など，種々の外力が作用したときの**変形**，破断または破壊に対する抵抗力を材料試験から測定した材料特性．**ヤング率**，**降伏点**，**レジリエンス**および**靭性**なども含まれる．

182 機械練和　きかいれんわ
mechanical mixing

〔同義語〕器械練和

石膏や埋没材の**練和**に機械を用いる方法．ふた，羽根およびボウルからなる容器を用いて電動または手動で羽根を回転させ練和する．容器に設けた吸引口から排気して**真空練和**できる装置もある．

183 貴金属　ききんぞく
noble metal

“precious metal” と “noble metal” の両者をさす．“precious metal” は，金 (Au)，銀 (Ag)，白金 (Pt)，パラジウム (Pd)，ロジウム (Rh)，イリジウム (Ir)，ルテニウム (Ru)，オスミウム (Os) の８元素が該当し，希少かつ高価で**耐食性**に優れている．“noble metal” は，電気化学的に電位が高く，安定な元素をさし，それらに水銀 (Hg) や銅 (Cu) を加える場合がある．

184 貴金属合金　ききんぞくごうきん
noble metal alloy

貴金属を主成分とする**合金**で，貴金属成分の含有量が高いほど**耐食性**がよい．歯科用には**金合金**および**銀合金**がある．金合金では耐食性の点から金および白金族元素の含有量が 75％以上としたものが多い．銀合金では金，パラジウム，白金を添加して耐食性を向上した貴金属添加系銀合金が多く使用される．

185 気孔率　きこうりつ
porosity rate

硬化した**石膏**，**鋳造用埋没材**，**焼成**した**陶材**，あるいは**鋳造体**に存在する気孔の全体積に占める割合．外部に通じている気孔のみの割合はみかけ気孔率，外部に通じていない気孔も含める場合は真気孔率とよばれる．

186 義歯安定材　ぎしあんていざい
denture adhesive

可撤性義歯の維持安定をはかるために義歯床の粘膜面に適用する補助的材料．粉末タイプ，ペーストタイプ，シートタイプ，クッションタイプがある．前三者が可溶性の粘着材であるのに対し，クッションタイプは酢酸ビニルを主成分とした不溶性の粘着材である．

187 義歯床用裏装材
ぎししょうようりそうざい
denture lining material

〔同義語〕義歯床用リライン材

義歯床の粘膜面との適合や顎堤吸収などの理由により義歯の維持，安定が悪くなったときに用いる材料．硬質裏装材と軟質裏装材がある．硬質裏装材はメタクリレートレジンを用いており，軟質裏装材はアクリル系のほかに，シリコーンゴム系，フッ素ゴム系，ポリオレフィン系材料がある．

188 義歯床用レジン　ぎししょうよう―
denture base resin

義歯床の部分に用いられる**レジン**．**加熱重合**および常温重合アクリルレジンと，加熱圧縮成形や**射出成形**に用いる熱可塑性レジン（**ポリカーボネート樹脂**，**ポリスルフォン樹脂**など）がある．

189 規則格子　きそくこうし
ordered lattice

異なる種類の原子が，たとえば交互に配列するなどの空間的規則性をもって配列した**固溶体**．等原子比付近の Au-Cu 固溶体合金は，高温では面心立方構造の結晶格子をとり，両原子は格子点にランダムに位置した**不規則格子**となる．一方，低温では面心正方構造の結晶格子をとり，Au 原子と Cu 原子が積層する位置関係の格子点に配列する AuCu 規則格子となる．

190 規則 - 不規則変態
きそくふきそくへんたい
order-disorder transformation

〔同義語〕規則 - 不規則格子変態

温度変化に伴い生じる**規則格子**から**不規則格子**，あるいはその逆の相変態をさす．高温で安定な不規則格子から低温で安定な規則格子に**変態**が進み，両格子の寸法差が大きい場合は，結晶格子に**ひずみ**が生じて**合金**が大幅に硬化する（規則型時効硬化）．

191 擬弾性 ぎだんせい
pseudo elasticity

生じた**応力**に対して**ひずみ**が一意に決まる通常の**弾性**に対し，一意に決まらない弾性を擬弾性とよぶ．**クリープ**，**応力緩和**，**遅延弾性**など，弾性と**粘性**が共存することによりひずみが時間依存を示す**粘弾性**のほか，**形状記憶・超弾性合金**のように相変態により生じる弾性も擬弾性に分類される．

192 機能性ポリマー きのうせい―
functional polymer

〔同義語〕機能性高分子，機能性プラスチック

接着性，**抗菌性**など特殊な性質を示す官能基などの活性部位を有するポリマー．**グラスアイオノマーセメント**の液成分であるポリアクリル酸は接着性を有する官能基をもつ機能性ポリマーの一種である．

193 機能性モノマー きのうせい―
functional monomer

接着性，**抗菌性**など特殊な性質を示す官能基などの活性部位を有するモノマー．接着性を示す機能性モノマーは，歯質や金属と結合するカルボキシ基やリン酸基などと，**レジン**と**共重合**するメタクリロイルオキシ基などの両者を有する．

194 キャスタブルセラミックス
castable ceramics

通常の**ロストワックス法**により成形可能な**ガラスセラミックス**．ガラス質を主とする原材料を融解し，遠心や加圧などにより**鋳造圧**を加えて**鋳型**内に圧入して，必要形状に成形される．鋳造後は結晶化（セラミング）を行い強度を向上させて用いる．色調合わせには着色用の**陶材**が使用される．マイカを結晶化させる SiO_2-Al_2O_3-MgO-K_2O-F 系ガラス，**リン酸カルシウム**を結晶化させる CaO-P_2O_5-MgO-SiO_2 系ガラスなどさまざまなガラスが用いられる．

195 CAD/CAM きゃどきゃむ
computer-aided design/computer-aided manufacturing

コンピュータ上で目的形状の設計を行い，それに合わせて工作機を制御して目的形状の修復物・補綴装置を得る手法．手作業で加工できない材料選択の可能性が見込まれる．

196 CAD/CAM 冠用材料
きゃどきゃむかんようざいりょう
polymer-based composite machinable blanks

〔同義語〕CAD/CAM 用コンポジットレジン

2014 年より健康保険で使用可能となった，**機械加工**でジャケットクラウンを製

作する歯冠補綴用レジン材料．現在，組成や機械的性質によってタイプ1（小臼歯用）から4（前歯用）まで区分分けされている．

197 CAD/CAM用セラミックス
きゃどきゃむよう—
machinable ceramics, ceramics for CAD/CAM manufacturing

〔同義語〕マシナブルセラミックス
機械加工が可能なCAD/CAM用セラミックス．**ガラスセラミックス**や半焼結ジルコニアなどがある．

198 吸引鋳造 きゅういんちゅうぞう
vacuum casting

大気圧と鋳型内空洞の減圧された空気圧との差圧を**鋳造圧**に利用する鋳造法．鋳型底部から吸引して鋳型内空洞を減圧することで鋳込み口の融解金属を鋳型内に引き込んで鋳造する．鋳造圧は最大でも大気圧である．

199 球状アマルガム合金
きゅうじょう—ごうきん
spherical amalgam alloy

融解した**合金**を噴霧して直径数〜数十 μm の球状に固化させた**アマルガム用合金**．削片状アマルガム合金と比べて**比表面積**が小さく，少ない水銀量（小さい混汞比）で**練和**でき，練和物の充塡性が高く，硬化初期の強さが大きいことが利点．

200 吸水性 きゅうすいせい
water absorption

ある物質が水分を吸収しやすい性質．一般にレジン系材料は**陶材**や**金属材料**よりも吸水性が高い．

201 吸水膨張 きゅうすいぼうちょう
hygroscopic expansion

〔同義語〕加水膨張
物体が吸水することによって起こる膨張．水との反応を伴う場合と伴わない場合がある．**石膏**においては，半硬化状態のときに水を添加するか，水中で硬化させると膨張が異常に大きくなる現象をいい，二水石膏結晶が自由に成長することにより膨張する．

202 吸水量 きゅうすいりょう
amount of water absorption

ある物質が乾燥状態から飽和状態になるまでに吸収される水の重量とその乾燥体積との比率（単位：$\mu g/mm^3$）．乾燥重量との比率を百分率で表し，吸水率とよぶこともある．試験体の乾燥重量と体積を測ったのち，一定期間水中に浸漬し吸水させて吸水重量を測定することにより求める．この試験法は，**義歯床用レジン**や**コンポジットレジン**の吸水率測定に用いられる．

203 急速加熱型埋没材
きゅうそくかねつがたまいぼつざい
rapid burnout type investment

練和後20〜30分後にあらかじめ加熱してある**電気炉**に投入する急速加熱法に用いる**鋳造用埋没材**．組成としては**耐火材**は**クリストバライト**および**石英**，**結合材**は**石膏**またはリン酸塩が配合されている．**硬化時間**の短縮，**変態温度**の異なる耐火材を配合することにより急加熱が可能になった．

204 吸着 きゅうちゃく
adsorption

物体の**界面**において，分子やイオンなどの微粒子が引きつけられることにより濃度が高くなる現象．たとえば，活性炭の表面に気体や液体の分子が引き寄せられる現象．**ファンデルワールス力**による物理吸着と**化学結合**の形成による化学吸着がある．一般的に物理吸着は可逆的であるが，化学吸着は不可逆的である．

205 **凝固温度範囲** ぎょうこおんどはんい
solidification range
液相点と**固相点**の温度範囲をさす．**合金**においては，液体と固体が共存する温度の範囲となる．単位：℃．**偏析**を防ぐため，この範囲が狭いものが歯科用合金として望まれる．

206 **凝固時間** ぎょうこじかん
solidification time
金属において，凝固が開始し，終了するまでの時間．凝固時間は**鋳型温度**，冷却速度，**鋳造体**の形態や寸法など種々の影響を受ける．部位によって肉厚の差が大きい鋳造体では凝固時間に差が生じやすく，**内部応力**による**変形**の原因となる．

207 **凝固収縮** ぎょうこしゅうしゅく
solidification shrinkage
金属において，液体から固体に変化するときに生じる収縮．凝固収縮に起因する**鋳造欠陥（引け巣）**として収縮管，**収縮孔**，収縮細隙などがあり，これらは最終凝固部に形成される．**湯溜り**を装着することによって防止が可能である．

208 **凝固組織** ぎょうこそしき
solidification structure
液体または気体が凝固して固体となったときの組織．非常に微細な組織（ミクロ組織）から肉眼的にみられる組織（マクロ組織）まで幅広く存在する．通常，融解した金属が凝固したときの組織をさすことが多い．

209 **凝固点** ぎょうこてん
solidification point
〔同義語〕凝固温度
冷却により液体が固体に変化する温度．単位：℃．純金属などの結晶性物質では**融点**と一致する．

210 **共重合** きょうじゅうごう
copolymerization
二種以上のモノマー（単量体）を混合して**重合**すること．得られた重合体を**共重合体**（コポリマー）という．共重合体は単一のモノマーを用いた重合体（ホモポリマー）に比べて，さまざまな性質や機能を備えている．

211 **共重合体** きょうじゅうごうたい
copolymer
二種以上のモノマーが結合してできた重合体．異種モノマーの配列の仕方によりランダム，交互，ブロックおよびグラフト共重合体などがある．

212 **凝集破壊** ぎょうしゅうはかい
cohesive failure
接着面における破壊様式の一つ．**接着材**で**接着**した二つの材料に**荷重**を負荷したときに，接着材中あるいは被着体中のみで破壊が起こる現象．凹凸の激しい破断面となる．

213 **共晶** きょうしょう
eutectic
2 元素以上からなる液体から二種以上の**結晶**が同時に晶出して形成される組織または混合物の一つ．液体では溶液を形成するが，固体では全く固溶しないか，あるいは固溶限が存在する場合に生じる．一般に，二種以上の単体，あるいは**固溶体**の結晶が層状や塊状に細かく混合した組織を形成する．

214 **矯正用合金** きょうせいようごうきん
alloy for orthodontics
矯正用ワイヤーや**矯正用ブラケット**などに用いられる**合金**．**コバルトクロム合金**や**ステンレス鋼**などが用いられる．線材としてはこれらに加えて，β型チタン合金や**超弾性**を示す**ニッケルチタン合金**が用いられる．

215 **矯正用ブラケット** きょうせいよう―
orthodontic bracket
矯正装置の一構成部分．接着性セメントなどにより歯面に固定し，これに**矯正用ワイヤー**を装着して**矯正力**を歯に伝達する．材料には金属，**セラミックス**，**レジン**が用いられている．

216 **矯正用ワイヤー** きょうせいよう―
orthodontic wire
〔同義語〕矯正用線
弾性を利用して歯や顎骨を移動させる矯正治療に用いられる線材．従来は18–8ステンレス鋼線やコバルトクロム合金線などが用いられていたが，最近ではβ型チタン合金線や**超弾性**を示すニッケルチタン合金線が多用され，プラスチック製の線材なども開発されている．

217 **矯正力** きょうせいりょく
orthodontic force
歯科矯正治療を行う際に矯正装置によって発生する力の総称．金属線，ゴムなどの材料によって発現される力．

218 **共有結合** きょうゆうけつごう
covalent bond
二つの原子が互いの電子を共有することにより生じる結合．単結合と多重結合がある．有機化合物では，この結合が主体となり分子を構成する．

219 **局部電池** きょくぶでんち
local cell
電解液に浸漬した金属表面に局部的な**電位差**が生じて形成される電池．金属や金属に接触する電解質液のわずかな不均質や，金属表面組織の不均質によって局部電池が形成され，**腐食**が進行する原因となる．

220 **局部電流** きょくぶでんりゅう
local current
局部電池内に流れる電流．局部アノードで生じた電子が同一金属内を移動し，局部カソードで消費される際に，電子の移動と逆方向に流れる電流をさす．

221 **ギルモア針** ―しん
Gillmore needle
〔同義語〕ギルモア装置
リン酸カルシウム骨ペーストや**石膏**などの硬化時間測定に用いられる器具．質量，断面積の異なる二種類（重さ113.4 g，直径2.13 mmまたは重さ453.6 g，直径1.06 mm）の針がある．

222 **銀インジウム合金** ぎん―ごうきん
silver-indium alloy
JIS第2種歯科鋳造用銀合金．銀の耐硫化性向上のためインジウムを20〜25%含む**銀合金**．強さが小さく，主にインレーや支台築造に用いられる．

223 **金銀パラジウム合金** きんぎん―ごうきん
silver-palladium-gold alloy
〔同義語〕金パラ，金含有銀合金
銀の耐硫化性向上にパラジウムと金を添加し，強さの向上と**液相点**の低下に銅を添加した**銀合金**．健康保険に採用され，JISでは金を12%以上，パラジウムを20%以上（加工用では25%以上），銀を40%以上含有することを規定している．

224 **金合金** きんごうきん
gold alloy
金を主成分とし，金銀銅を基本組成とした**合金**．金の含有量で高カラット，中カラット，**低カラット金合金**に大別される．高カラット金合金には，金の含有量をカラット数で表示した金銀銅合金やISO

規格で分類された**タイプ別金合金**がある．白金やパラジウムの少量添加により，**弾性**に優れた性質を得ることができる．

225 **銀合金**　ぎんごうきん

silver alloy

銀を主成分とする**合金**．耐硫化性向上のため，金やパラジウムなどの貴金属元素を添加した合金と亜鉛やスズやインジウムなどの卑金属元素を添加した合金に大別される．

226 **均質化焼なまし**　きんしつかやき—

homogenizing

〔同義語〕均質化処理，拡散焼なまし

鋳造などに際して**合金**の凝固時に生じた成分元素の**偏析**を解消させ，成分元素を均一に分布させるために行う**熱処理**．

227 **銀スズ合金**　ぎん—ごうきん

silver-tin alloy

〔同義語〕銀スズ亜鉛合金，低融銀合金

60～70%の銀を主成分とし，スズと亜鉛を含むJIS第1種の歯科鋳造用銀合金．**液相点**は低いが脆く**展延性**に劣る．JISでは60%以上の銀を含有し，液相点が1,000℃以下と規定されている．

228 **金属アレルギー**　きんぞく—

metal allergy

金属およびその化合物が感作源となって現れるアレルギー．体内に**溶出**した金属イオンがタンパク質と結合してアレルギー反応を引き起こすといわれている．Ⅳ型アレルギーの一種である接触性皮膚炎がその典型である．感作金属として，Ni，Hg，Co，Cr，Pd，Sn，Au，Znなどが知られている．

229 **金属間化合物**

きんぞくかんかごうぶ

intermetallic compound

二種類以上の金属原子，または金属原子と半金属原子が簡単な整数比で結合した化合物．**イオン結合**，**共有結合**，**金属結合**のものがあり，成分元素とは異なる**結晶構造**をもつ．特有の物理的，**化学的性質**を示すものが多い．一般的にきわめて硬いため切削器具として用いられるが，**靱性**は低い．**超弾性**を示す**ニッケルチタン合金**も金属間化合物である．

230 **金属結合**　きんぞくけつごう

metallic bond

一次結合の一つ．金属原子の集合体では，互いに放出した価電子が自由電子を形成し，正の電荷をもつ原子核を負の電荷をもつ自由電子が媒介することで結合する．金属光沢があり，**展延性**，電気伝導性，熱伝導性などが良好である金属特有の性質は，この自由電子によるものである．

231 **金属材料**　きんぞくざいりょう

metallic material

金属元素を主要成分とする材料．強度が高く，**展性**，**延性**に富み，電気や熱の伝導性がよく，金属光沢をもつ．合金化することで物性を自在に制御でき，鋳造，**切削**，**塑性加工**，**接合**など多様な成形が可能であり，強度を必要とする構造材料に適している．

232 **金属接着性プライマー**

きんぞくせっちゃくせい—

metal adhesive primer

〔同義語〕メタルプライマー

金属との接着性を向上させる**接着性モノマー**を揮発性溶媒に溶解した**プライマー**．**卑金属**にはリン酸基もしくはカルボキシ基を有するモノマーの溶液がプライマーとして用いられている．通常の接着性モノマーは**貴金属**と**接着**しにくいので，**貴金属合金**には貴金属と接着しやすいイオウ系官能基(−SH基，=S基など)を有するモノマーがプライマーとして用いられる．

233 **金属組織**　きんぞくそしき
metal structure

固体状態の金属内部の構造．顕微鏡で観察する非常に微細な組織から肉眼で確認できる大きく成長した**結晶**を含むものまで幅広い金属の組織をさす．

234 **金属焼付用陶材**
きんぞくやきつけようとうざい
porcelain for metal bonding

〔同義語〕金属焼付陶材

陶材焼付金属冠を作製するための**陶材**で，主として**エナメル陶材**，**デンティン陶材**，**オペーク陶材**の三種類があり，三層構造にして用いる．オペーク陶材は内層に用いられ，金属冠との化学的結合，金属冠に近い**熱膨張係数**，金属色を打ち消す不透明さが求められる．エナメル陶材は表層に用いられ，天然歯に近い**色調**と**透明度**が求められる．

235 **金箔**　きんぱく
gold foil

純金（または少量の銀，銅を含む**金合金**）を1 μm以下に薄く延ばしたもの．表面が清浄な金箔は凝着性をもち，**圧接**により金箔同士を容易に凝着できる．アンモニアを**吸着**した金箔は凝着性を失うが，加熱によりアンモニアが脱着し凝着性を回復する．歯科においては金箔を槌打ちにより窩洞内に直接填塞して修復する金箔修復に用いられる．

236 **銀パラジウム合金**　ぎん──ごうきん
silver-palladium alloy

金を含まず銀の耐硫化性のためパラジウムを25%以上含む**銀合金**．12%**金銀パラジウム合金**とほぼ等しい**機械的性質**を有するが，**液相点**が高く**鋳造性**は劣る．

237 **金ろう**　きん──
gold solder

〔同義語〕金鑞

金を主成分とし，銀，銅を含む**合金**からなるろう材．金含有量は約40～80%であり，金含有量の高い金ろう（18K金ろう，14K金ろう）は**金合金**や**白金加金**の**ろう付け**に用いられる．一般に，金合金のカラット数に合った金ろうを用い，異種金属接触腐食の軽減を図る．

238 **銀ろう**　ぎん──
silver solder

〔同義語〕銀鑞

銀を主成分とする**合金**からなるろう材で，貴金属添加銀ろう（金銀パラジウムろう）と卑金属添加銀ろうがある．前者は**銀合金**，**金銀パラジウム合金**の**ろう付け**に，後者は**卑金属合金**のろう付けに用いられる．

く

239 **空気圧鋳造**　くうきあつちゅうぞう
air pressure casting

圧縮空気圧を**鋳造圧**とする加圧鋳造法の一つ．圧縮空気で融解金属を鋳型内空洞に押し込んで鋳造する．**鋳型**に対し全方向から，または鋳込み口側の一方向から加圧する．鋳造室内や鋳型内部をいったん真空にしてから鋳造する場合もある．

240 **グラスアイオノマーセメント**
glass ionomer cement

〔同義語〕グラスポリアルケノエートセメント

成形修復および合着に用いられるセメントの一種．**アルミナ**，**シリカ**，**フッ化カ**

ルシウムなどをガラス化した粉末とポリアクリル酸などの高分子酸の水溶液を反応させて硬化させる従来型と，アクリル系レジンを添加した改良型がある．改良型は**レジン添加型グラスアイオノマーセメント**とよばれる．グラスアイオノマーセメントは商品名であるため，薬機法ではグラスポリアルケノエートセメントと物質名でよばれている．アルケノエートとは不飽和カルボン酸塩のことで，ポリアルケノエートでポリカルボン酸塩を意味している．

241 **クラスプ用合金**　—ようごうきん

alloy for clasp

部分床義歯の維持装置となるクラスプに用いられる**合金**で，義歯の着脱時に**変形**しない高い**弾性**が求められる．鋳造や線材からの加工で作製され，**タイプ4金合金**，**金銀パラジウム合金**，**コバルトクロム合金**，**ニッケルクロム合金**などが用いられる．

242 **クリープ**

creep

定荷重下で発生した**応力**が**弾性限**以下であっても，経時的に塑性ひずみが増大する現象．応力によって生じた時間依存性の**ひずみ**をクリープひずみとよぶ．同一材料の場合，クリープは応力の大きさおよび負荷時間（荷重時間）に依存する．

243 **クリストバライト**

cristobalite

シリカの一種類．化学式は SiO_2．加熱すると低温型（α 型）から，高温型（β 型）に 220 ～ 270℃付近で**変態**するが，このとき体積が膨張する．歯科用埋没材の**耐火材**として使用されている．

244 **クリストバライト埋没材**

—まいぼつざい

cristobalite investment

鋳造に用いる**鋳型**の作製に使用される材料．**耐火材**として**クリストバライト**，**結合材**として**石膏**を配合した材料．クリストバライトは**石英**と比較して加熱膨張量が大きく，一般的に**液相点**が 1,000℃以下の**合金**の鋳造に用いられる．α 型から β 型への**変態**により急激な膨張を示す 200 ～ 300℃の間はゆっくりと昇温する．

245 **グレーズ材**　—ざい

glazing agent

焼成した**陶材**の外表面に適用されるガラス質の材料．陶材表面の**審美性**や焼成した陶材の強さを向上させる．現在市販されている製品では，陶材自体がグレーズ材として働く（セルフグレーズ）ものが多く，とくにグレーズ材を必要とするものは少ない．**ジルコニア**にはグレーズ材が色調調整と光沢を得るために用いられている．

246 **クレンザー**

cleanser

〔同義語〕有刺ブローチ

抜髄処置において，根部歯髄組織を除去するために用いる有刺金属針．先端に微細なとげがあり，歯髄腔に挿入して軟組織を絡めて除去する．根管の太さに合わせて適宜サイズを選択して使用する．

け

247 **形状記憶**　けいじょうきおく

shape memory

塑性変形させても，形状回復温度以上に加熱するともとの形状に回復する現象．この場合，与えた塑性変形は見かけの塑性変形とよばれる．金属では熱弾性型マルテンサイト変態によって生じる．

248 形状記憶合金
けいじょうきおくごうきん
shape memory alloy

形状記憶特性を示す**合金**．形状回復温度が室温以下の合金は，**超弾性**を示すことがある．

249 ケイリン酸セメント —さん—
silicophosphate cement

アルミノシリケートガラスと**酸化亜鉛**の粉末とリン酸の水溶液を主成分とするセメント．**リン酸亜鉛セメント**の合着性と**シリケートセメント**の**審美性**をもつ両者の中間的な性質をもつ．歯髄為害作用はシリケートセメントよりは弱く，リン酸亜鉛セメントとほぼ同程度であり，**陶材**の合着用などに用いられたが，現在は接着性の優れた他のセメントの出現によりほとんど使用されない．

250 結合材 けつごうざい
binder

材料を構成する成分のうち，材料に成形性を与えると同時に成形した形態を維持する役割を有する成分．代表的なものとして**石膏系埋没材**に含まれる**石膏**や**リン酸塩系埋没材**に含まれるリン酸塩と**マグネシア**があげられる．

251 結晶 けっしょう
crystal

原子（分子）が立体的に規則的な配列で格子形に並んだ構造をさす．金属をはじめ，多くの固体物質は結晶よりなるが，逆に原子配列に規則性がないものを**非晶質**（アモルファス）とよび，ガラスや一部の有機高分子がこれに当たる．

252 結晶化ガラス けっしょうか—
crystalized glass

ガラスセラミックスのうち，ガラスの中に意図的に**結晶**を析出させたもの．析出させる結晶により種々の機能が得られる．層状に剝離しやすい雲母を析出させた**機械加工**可能な結晶化ガラスや，**熱膨張係数**が小さい結晶を析出させた耐熱衝撃性・耐熱変形に優れた結晶化ガラスがある．

253 結晶構造 けっしょうこうぞう
crystal structure

結晶を構成する原子配列（結晶格子とよばれる）の構造またはその型．結晶格子の代表的なものとして**面心立方格子**と**体心立方格子**があげられる．これらはいずれも原子の基本的配列が立方体を構成している．歯科用合金に用いられる多くの金属元素（金，白金，銀，パラジウム，銅）は面心立方格子の構造である．

254 結晶成長 けっしょうせいちょう
crystal growth

結晶の原子の配列を保ったまま新たな原子が配列し，結晶を増大させること．金属を**再結晶温度**以上に加熱した場合や二**水石膏**が析出する場合などにみられる．

255 結晶粒 けっしょうりゅう
crystal grain

原子が三次元的に規則的配列をしている固体（**単結晶**）の粒．複数の結晶粒の集合体を**多結晶体**とよぶ．歯科用合金は，数多くの結晶粒が集合した多結晶体である．

256 結晶粒界 けっしょうりゅうかい
grain boundary

多結晶の集合体によって構成される固体において，**結晶粒**と結晶粒が接する境界部．

257 結晶粒微細化合金

けっしょうりゅうびさいかごうきん

grain refined alloy

結晶粒を微細に制御した**合金**．結晶粒径を細かくすると，強さ，**靱性**および加工性が向上する．結晶粒径は鋳造時の冷却速度が速いほど微細となる．また，あらかじめ合金に結晶粒微細化元素とよばれる添加物を加えることもある．**金合金**ではイリジウムを添加し，凝固時の結晶粒の核の数を増加させることによって結晶粒個々の成長を抑制し，微細化している．

258 ゲル

gel

〔対義語〕ゾル

ゾル（コロイド粒子や高分子の分散液）分散成分が，溶媒中で架橋構造を形成して独立した運動性を失い三次元網目構造を形成して半固体状態となったもの．**共有結合**などによる**架橋**を形成したものを化学ゲルといい，**水素結合**や**分子間力**などによる架橋を形成したものを物理ゲルという．物理ゲルの一部は可逆的にゾル－ゲル転移する．溶媒が水の場合，ハイドロゲルと分類される．

259 ゲル化　―か

gelation

〔対義語〕ゾル化

流動性を有する**ゾル**が流動性を失い半固体状態の**ゲル**に変化すること．

260 ゲル化温度　―かおんど

gelation temperature

ゾルが**ゲル**に変化する温度．単位：℃．物理ゲルは可逆的にゾル－ゲル転移を起こすものがある．たとえば，**寒天印象材**は口腔内温度に近い 37 ～ 45℃で**ゲル化**するように成分が調整されている．

261 ゲル化時間　―かじかん

gelation time

ゲル化するまでに要する時間．**ハイドロコロイド印象材**においては**硬化時間**ともいわれ，ゲル化を開始してから印象撤去が可能になるまでの時間．

262 研削　けんさく

grinding

砥粒を固定した回転工具（ポイント，ホイール，**ディスク**）を用いて歯質，補綴装置や修復物を削る操作．**研削材**には**炭化ケイ素**やダイヤモンドなどが用いられている．

263 研削材　けんさくざい

grinding material

歯や修復物・補綴装置を削って形態補正（**研削**）するための回転研削工具用砥粒．一般に被研削体より硬く**耐火性**を有する，ダイヤモンドや**炭化ケイ素**，**アルミナ**などが用いられる．

264 研削能率　けんさくのうりつ

grinding efficiency

単位時間の研削量を表した数値．研削能率を大きくすると，**研削**する量が多くなり**研削材**の消耗も大きくなる．

265 研削用具　けんさくようぐ

grinding equipment

研削加工を行うための工具・装置．手用工具としてやすり類や**サンドペーパー**があり，回転式用具としては**レーズ**，あるいは**ディスク**やホイール，ポイントなどの研削工具を保持する**ハンドピース**がある．

266 研磨　けんま

polishing

歯質，補綴装置および修復物の表面を滑沢にする操作．回転工具や**サンドペーパー**などを用いた**機械研磨**，電気分解を利用した**電解研磨**，酸やアルカリ溶液による**化学研磨**などがある．

267 研磨材　けんまざい
polishing material
表面を滑沢に仕上げるために用いられる研磨用の粒または粉．研磨材を構成する1粒を**砥粒**とよぶ．粗・中研磨用には，ダイヤモンド，**炭化ケイ素**，**アルミナ**などを使用し，**仕上げ研磨**には，**酸化クロム**や酸化鉄，**酸化亜鉛**などを使用する．

こ

268 コア陶材　—とうざい
core porcelain
〔同義語〕コア用陶材
オールセラミッククラウンのコア部分（**陶材焼付冠**の金属コーピング部分に相当する）の作製に用いられる**陶材**．クラウンの基礎部分として耐えられるだけの強さが必要であり，**アルミナ陶材**や**キャスタブルセラミックス**などが用いられる．アルミナ陶材の場合は，歯冠色用と比較して**アルミナ**を多量（40～60％）に含有している．

269 鋼　こう
steel
炭素を0.02～2.14％含有する鉄と炭素の**合金**の総称．炭素含有量が0.3％以下を低炭素鋼，0.3～0.7％を中炭素鋼，0.7％以上を高炭素鋼とよんでいる．中炭素鋼や高炭素鋼は**焼入れ**により**マルテンサイト変態**し，硬化する．「はがね」と称する．炭素含有量が2.14％以上の鉄と炭素の合金を鋳鉄とよぶ．

270 高温焼成炉　こうおんしょうせいろ
high temperature sintering furnace
ジルコニアの**焼成**などのために用いられる**電気炉**．1,600℃前後の高温まで加熱可能で，発熱体は二ケイ化モリブデン（$MoSi_2$）が主に用いられる．

271 高温鋳造　こうおんちゅうぞう
high-temperature casting
都市ガスまたはプロパンガスと圧縮空気の燃焼熱では融解できない**コバルトクロム合金**などの**液相点**の高い金属の鋳造のこと．金属の融解には**アーク融解**，**高周波誘導加熱**などが用いられる．**鋳込温度**が高いために**耐火性**の高い**リン酸塩系埋没材**が用いられるが，近年は耐火性の高い**石膏系埋没材**も開発，使用されている．

272 高温鋳造用埋没材
こうおんちゅうぞうようまいぼつざい
investment for high-fusing alloy casting
〔同義語〕非石膏系埋没材，高温用埋没材
陶材焼付用金合金，**コバルトクロム合金**，純チタン，**チタン合金**など**液相点**が1,000℃以上の高融合金を鋳造する場合に使用される．**耐火性**の高い**リン酸塩系埋没材**などに代表される．

273 高温割れ　こうおんわ—
rapture at high temperature
鋳型を高温に加熱したときに亀裂や破壊が生じる現象．鋳型の外層部と内層部における熱膨張量の差によって起こることが多い．鋳型の加熱速度が速いと起こりやすいが，最近の**電気炉**では加熱速度が適切に制御されているので，この現象はあまりみられなくなっている．

274 硬化機構　こうかきこう
setting mechanism
練和直後の**流動性**のある状態が硬化した物体となる仕組み．硬化に関与する化学反応や物理的状態変化をいう．生じる化学反応や物理的状態変化は材料によって異なる．

275 **硬化時間**　こうかじかん

setting time

〔同義語〕凝結時間

練和直後の**流動性**のある状態から化学反応や物理的状態変化によって硬化した物体となるまでの所要時間．**石膏**，埋没材，セメントなどを取り扱う場合の操作可能な時間の目安となる．測定方法は，**JIS**，**ADA 規格**，および **ISO 規格**で詳しく規定されている．

276 **硬化収縮**　こうかしゅうしゅく

setting shrinkage

印象材の硬化時の収縮，**レジン**の**重合収縮**など材料の硬化時に生じる収縮．硬化収縮が生じる理由は材料の種類により異なる．**寸法精度**が要求される**歯科材料**では重要な現象である．

277 **硬化促進剤**　こうかそくしんざい

setting accelerator

石膏，**印象材**，セメントなどの**硬化時間**を短縮するために加えられる薬剤や物質．対象とする材料によって，薬剤や物質は異なる．

278 **硬化速度**　こうかそくど

setting rate

種々の化学反応（**石膏**の水和反応，**歯科用セメント**の酸–塩基反応，**レジン**の重合反応，**アルジネート印象材**の架橋反応など）によって材料が硬化する速さ．**硬化時間**で表されることが多い．

279 **硬化遅延剤**　こうかちえんざい

setting retarder

石膏，**印象材**，セメントなどの**硬化時間**を延長するために加えられる薬剤や物質．対象とする材料によって薬剤や物質は異なる．

280 **硬化熱処理**　こうかねつしょり

hardening heat treatment

〔同義語〕時効硬化処理

金属の**硬さ**や強さを増大させる**熱処理**．溶体化処理後に比較的低温で再加熱し，固相変態を利用して金属の硬さや強さを改善する時効熱処理や，**鋼**の**焼入れ**などがある．

281 **硬化反応**　こうかはんのう

setting reaction

液状またはペースト状のものが固体になる反応．**歯科材料**の多くは化学反応によって硬化する．硬化反応の種類としては，ゾル–ゲル反応，酸–塩基反応，各種重合反応，キレート反応および結晶析出型反応など多岐にわたっている．

282 **硬化膨張**　こうかぼうちょう

setting expansion

〔同義語〕硬化時膨張

硬化するときに生じる膨張．**石膏**の場合，**半水石膏**が水と反応し**二水石膏**になると，理論的には体積収縮が起こる．しかし実際には，二水石膏の針状結晶の成長による結晶同士の押し合いにより見かけの膨張が生じる．このとき硬化体には多数の隙間が生じる．

283 **硬化膨張率**　こうかぼうちょうりつ

coefficient of setting expansion, setting expansion rate

材料（**石膏**，埋没材など）が硬化するときに膨張する割合のこと．線および体積硬化膨張率がある．

284 **合金**　ごうきん

alloy

〔同義語〕歯科用合金

二種類以上の金属の混合物の総称．非金属である炭素やケイ素を含むものも合金とよぶ．合金の成分や組成によって物性を制御できるため，多くの**金属材料**は合金として用いられる．

285 抗菌性　こうきんせい
antimicrobial activity
制菌作用および殺菌作用の発現の結果，細菌，真菌などの微生物の増殖を抑制したり，ある程度まで死滅させる性質．

286 抗菌性材料　こうきんせいざいりょう
antimicrobial material
抗菌性を有する物質を配合または塗布などを行うことによって抗菌性を示す材料．抗菌性を示す薬剤として，抗生物質をはじめとする有機系抗菌剤と，銀，銅，亜鉛などの金属イオン系や光触媒作用を示す**チタニア**などが無機系抗菌性物質として知られている．

287 工具鋼　こうぐこう
tool steel
工具に用いられる**鋼**をさし，炭素工具鋼と合金工具鋼に分けられる．炭素工具鋼は0.6～1.5%の炭素を含み，**焼入れ**で工具表面を硬化できる．合金工具鋼はクロム，モリブデン，タングステンなどを添加して熱処理硬化性や**耐摩耗性**，**耐衝撃性**を向上させている．

288 格子欠陥　こうしけっかん
lattice defect
結晶格子内での原子配列の規則性の乱れや原子の欠落．格子欠陥は，その形状により点欠陥，線欠陥，面欠陥に分類される．格子欠陥は**結晶**の物理化学的性質や**機械的性質**に強い影響を及ぼす．

289 格子定数　こうしじょうすう
lattice constant
結晶格子中の**単位格子**の特性を示すもの．軸（陵）の長さa，b，cと，相互の軸間の角度α，β，γを用いて表す．単位として普通Å（1×10^{-10} m）と°(deg)が用いられる．通常はブラヴェ格子に対する値を使用する．格子定数はa，b，cだけをさすこともある．結晶軸の軸角，軸率と密接に関係し，物質を同定する際の重要な因子である．

290 硬質石膏　こうしつせっこう
dental stone
α半水石膏よりなる．化学式は$CaSO_4$・$1/2H_2O$．**圧縮強さ**は，**普通石膏**より大きい．**硬化膨張率**は約0.2%．**混水比**は0.24～0.30．主に作業用模型や**石膏系埋没材**の**結合材**として用いられる．

291 硬質レジン　こうしつ―
indirect restrative composite resin
多官能性モノマーと**無機質フィラー**の**複合材料**．レジン前装冠などの歯冠修復(**歯冠用硬質レジン**）や**人工歯**（硬質レジン歯）に用いられる．

292 高周波遠心鋳造
こうしゅうはえんしんちゅうぞう
induction melting centrifugal casting
金属の融解に**高周波融解**を用い，鋳込みに**遠心鋳造**を用いる鋳造法．

293 高周波融解　こうしゅうはゆうかい
induction melting
〔同義語〕高周波溶解
高周波誘導加熱により金属を融解する方法．金属自体からの発熱と攪拌効果により均質で均一な温度の融解金属を得やすく，また短時間での融解が可能．**コバルトクロム合金**など，**液相点**の高い金属の鋳造に用いられる．

294 高周波誘導加熱
こうしゅうはゆうどうかねつ
induction heating
高周波電流の電磁誘導効果による加熱法．金属の周囲にコイルを配置し高周波電流を流すと電磁誘導によって金属内部に渦電流を生じるが，金属の電気抵抗のために熱に変換され，金属が加熱され融解する．

295 **孔食**　こうしょく
pitting corrosion

〔同義語〕点食

金属表面から内部に孔状に**侵食**される**腐食**．とくに**ステンレス鋼**の**不動態皮膜**が塩化物イオン（Cl^-）などにより破壊され生じる．孔のなかでは金属表面より低酸素状態になるとともにpHが低下し，腐食が進行することが知られている．金属局部腐食の一形態である．

296 **光沢度**　こうたくど
glossiness

〔同義語〕つや

正反射光の割合や，拡散反射光の方向分布などに注目して，物体表面の光沢の程度を一次元的に表す指標．鏡面光沢度，対比光沢度，鮮明度光沢度などがある．

297 **合着材**　ごうちゃくざい
luting material

インレー，クラウン，ブリッジなどの修復物を窩洞や支台歯に装着する場合に使用する材料．

298 **合着用セメント**　ごうちゃくよう―
luting cement

合着材として用いるセメント．接着性の有無によって二種類に大きく分類できる．接着性のないセメントの代表例が**リン酸亜鉛セメント**である．この場合，機械的結合（嵌合や投錨の効果）によって修復物を歯質に固定する．接着性を有するセメントには，**ポリカルボキシレートセメント**や**グラスアイオノマーセメント**および接着性レジンセメントがある．

299 **降伏点**　こうふくてん
yield point

引張試験において，**比例限**を越えて**応力**を増していくと，応力のわずかな増加または増加することなく**ひずみ**が急激に増加する点に達する．この点の応力を降伏点あるいは降伏強さとよぶ．単位：Pa．明確な降伏点を示さない材料に対しては**耐力**を用いる．

300 **高分子化合物**　こうぶんしかごうぶつ
polymer

一般的に分子量が大きく，同じ繰り返し構造（繰り返し単位）により構成される分子．繰り返し単位の数が小さい分子は**オリゴマー**とよばれるが，その境界は厳密には定義されていない．低分子とは異なる物性を示す．無機高分子と有機高分子があり，天然高分子，生体高分子，合成高分子などの分類もある．構造や性質からは，線状高分子（熱可塑性高分子）および架橋高分子（熱硬化性高分子）に分類される．

301 **高分子材料**　こうぶんしざいりょう
polymeric material

高分子化合物を用いた材料．**義歯床用レジン**や**印象材**などがある．**コンポジットレジン**や**レジンセメント**は**複合材料**とよばれる．

302 **高融陶材**　こうゆうとうざい
high fusing porcelain

〔同義語〕高温焼成陶材

焼成温度が1,250℃以上の**陶材**．主成分である**長石**，**石英**，**カオリン**を急冷（フリッティング）せずに混合したもの．主に**陶歯**の作製に使用される．

303 **硬ろう**　こう―
hard solder

〔同義語〕硬鑞

液相点が450℃以上の**ろう**．硬ろうは軟ろうに比べて，強さ，**耐食性**ともに高い．歯科用ろうはすべて硬ろうであり，合金組成から**金ろう**，**銀ろう**などがある．

304　固相点　こそうてん
solidus point
〔同義語〕固相温度
合金において，固体のみ存在する領域と液体と固体が共存する領域との境界温度．単位：℃．固相点以下では完全に凝固した状態となる．

305　骨再生用材料
こつさいせいようざいりょう
bone regeneration material
骨欠損部における骨の形成を促進する材料．骨の再生に必要な細胞の足場となったり，増殖因子を徐放することによって，骨の形成を促進する．生体内で吸収される材料と残存する材料がある．骨欠損部に骨をつくる能力のない細胞の侵入を防ぐ遮断膜も骨再生用材料に分類される．

306　骨伝導性材料
こつでんどうせいざいりょう
osteoconductive material
骨近傍に埋植した際に結合性組織の介在なしに骨と結合する材料．代表的な骨伝導性材料としては**ハイドロキシアパタイト**，**炭酸アパタイト**，バイオガラス，AW（apatite-wollastonite）結晶化ガラスがある．

307　骨補塡材　こつほてんざい
bone filling material
骨欠損部の機能を回復するために，欠損部に充塡して使用される材料．骨の無機成分と同じ**リン酸カルシウム**系セラミックスである**ハイドロキシアパタイト**やβ型リン酸三カルシウムが骨補塡材として使用されている．

308　骨誘導性材料
こつゆうどうせいざいりょう
osteoinductive material
筋肉組織など骨細胞が存在しない部位に骨を誘導する現象を骨誘導という．細胞を脱分化させ骨芽細胞に分化誘導することによって，骨の形成を促進する材料を骨誘導性材料という．骨誘導因子である骨形成タンパク質（BMP）が骨誘導を示すことが知られている．材料としては二重気孔リン酸カルシウム粉末の表面にBMPを固定化し，徐放させることによって骨再生を誘導する**複合材料**が研究されている．

309　固定液　こていえき
gypsum hardening solution
アルジネート印象材や**寒天印象材**の表面に作用し，石膏模型の表面あれを防ぐために使用される溶液．硫酸亜鉛，硫酸カリウムあるいは硫酸マグネシウムなどの2％水溶液が使用されている．印象をこれらの溶液に30～60秒間浸漬して処理する．

310　コバルトクロム合金　―ごうきん
cobalt-chromium alloy
〔同義語〕Co-Cr合金，Co-Cr系合金，コバルト・クロム合金
鋳造用はコバルトを主成分とし，クロムを25％以上，モリブデン4％以上，コバルト＋クロム＋ニッケルで85％以上含む**合金**．加工用はニッケルを多く含む．**弾性係数**は**金合金**の2倍，**密度**は金合金の1/2程度である．クロムに富んだ**不動態皮膜**を形成し，高い**耐食性**を示す．

311　ゴム質印象材　―しついんしょうざい
rubber impression material
〔同義語〕ラバーベース印象材，ゴム系印象材，エラストマー印象材

弾性を有する合成高分子（ゴム）を主成分とする精密印象材．シリコーンゴム，ポリサルファイドゴムおよび**ポリエーテルゴム印象材**が該当する．ベース材はいずれも**重合度**の低い液状ゴムで，架橋反応で三次元網目状構造のゴム弾性体となる．

312 ゴム弾性　—だんせい

rubber elasticity

ゴムが示す特異的な**弾性**．ゴムは複雑に入り組んだ長い鎖状の分子構造および架橋構造をもつ．比較的小さな外力を負荷しても，その鎖状分子が伸びて数百％に達する大きな弾性**ひずみ**が生じるが，外力を除去するとひずみが回復する現象．

313 固溶体　こようたい

solid solution

固相で二種以上の原子が均一に溶け合った固体をつくっている状態．ある原子が構成する格子の一部を異なる原子が不規則に置換した置換型固溶体と，格子の隙間に異なる原子が入り込んだ構造の侵入型固溶体とがある．原子半径が近接した原子の組み合わせでは置換型固溶体となりやすく，原子半径が大きく異なる原子の組み合わせでは侵入型固溶体となりやすい．例：置換型固溶体　金銅合金(Au−Cu)，侵入型固溶体　**炭素鋼**（Fe−C）

314 コランダム

corundum

〔同義語〕鋼玉

鋼玉ともよばれる**アルミナ**の天然産物であり，**モース硬さ**の標準物質である．モース硬さは9. 化学式はAl_2O_3．磁鉄鉱などが混ざる不純なコランダムは，**エメリー**とよばれ，**研磨材**として用いられている．

315 コロイダルシリカ

colloidal silica

シリカもしくはシリカの**水和物**を**コロイド**の状態で含んでいるもので，一定の構造をもたない．通常は10～50 nmの球状シリカを15～20％程度含有するアルカリ性もしくは酸性水溶液である．**リン酸塩系埋没材**の専用液として用いられているほかに，**コンポジットレジン**の**フィラー**の原料などに用いられている．

316 コロイド

colloid

直径1～100 nm程度の微細な粒子が分散媒（水や空気など）の中で安定に存在している状態．チンダル現象（光の行路が横から観察できる現象）を示す．煙，石けん水，牛乳など日常に多くみられる．**アルジネート印象材**や**寒天印象材**は水を分散媒としたコロイドであり，**ハイドロコロイド印象材**とよばれている．

317 混液比　こんえきひ

liquid-powder ratio,

liquid / powder ratio

リン酸塩系埋没材などで，粉末と液を練和するときの粉末（P）に対する液（L）の比率．粉末の量はgで，液の量は通常mLで計算し，L/Pで表す．なお，セメントの場合には**粉液比**（P/L）と逆数で表すのが一般的である．

318 根管拡大用ファイル

こんかんかくだいよう—

root canal file

根管内や根管壁に残存する壊死組織片や異物を除去し，感染象牙質を削除する器具．リーマーと比較すると，根管壁の**切削**と切削片の除去能力にすぐれている．

319 **根管拡大用リーマー**
こんかんかくだいよう—
root canal reamer

根管内や根管壁に残存する壊死組織片や異物を除去し，感染象牙質を削除する器具．ファイルと比較すると穿孔性にすぐれている．手用のほかに電気エンジンや超音波振動子を用いて作業するものもある．

320 **根管充塡材**　こんかんじゅうてんざい
root canal filling material

根管の拡大・形成・清掃後に，形成された空隙に充塡するための材料．**ガッタパーチャポイント**や根管充塡用シーラーなどがある．

321 **混合破壊**　こんごうはかい
mixed-mode of fracture

接着面における破壊様式の一つ．**界面破壊**と**凝集破壊**が混合した破壊が起こる現象．

322 **混水比**　こんすいひ
water-powder ratio,
water/powder ratio

石膏や埋没材の粉末（P）を水（W）で**練和**する場合の水（mL）と粉末（g）の比率．W/P で表す．水以外の練和液を用いる場合には**混液比**という．セメントや粉液タイプのレジン材料で用いられる**粉液比**（P/L）とは逆数関係になる．

323 **コンデンス**
condensation

陶材の焼成時の収縮や気泡の発生を抑制するために，陶材築盛時に陶材の粒子を密に充塡させる操作．**築盛**した陶材に微弱な振動を与え，浮き出た水を布などで吸い取る操作を数回繰り返す．

324 **コンポジットレジン**
composite resin

多量の**無機質フィラー**をレジンマトリックス中に配合した材料．主として前歯，臼歯の成形修復用に使用される．**マトリックスレジン**は Bis-GMA など**多官能性モノマー**が用いられ，無機質フィラーには**シリカ**などが用いられている．硬化方式から，化学重合型と光重合型がある．

さ

325 **サーマルサイクリング**
thermal cycling

〔同義語〕サーマルサイクル，熱サイクル
加速劣化試験の一種で，歯科では通常口腔内での温度変化を模して 4℃の冷水と 55 ～ 60℃の温水中に試料を 30 ～ 120 秒ずつ交互に多数回浸漬する．**機械的性質**や表面性状等の変化，あるいは**成形修復材**の**辺縁封鎖性**を調べるために行う．

326 **再結晶**　さいけっしょう
recrystallization

冷間加工された金属を加熱したとき，ひずみが残っている**結晶粒**から内部ひずみのない新しい結晶核が発生し，成長して元の結晶粒と置き換わっていく現象．

327 **再結晶温度**　さいけっしょうおんど
recrystallization temperature

再結晶を起こす温度．絶対温度で示した再結晶温度（T_r）と**融点**（T_m）は，$T_r = 0.4 \sim 0.5T_m$ の関係が成立する．再結晶温度は内部ひずみの程度に依存し，**加工度**が大きいと低下する．単位：℃

328 **再結晶組織**　さいけっしょうそしき
recrystallization structure

再結晶によって生じた**金属組織**．

329 **彩度**　さいど
chroma

色相，**明度**とともに色の三属性の一つで，色の鮮やかさの度合をいう．物体色の場合，ある面についてそれと同様に照明された完全な白色面と比較して表した色み，すなわち，有彩色の度合が強いか弱いかの基準になる視感覚の属性である．

330 **細部再現性**　さいぶさいげんせい
detail reproduction

〔同義語〕細線再現性
口腔内の微細な形状を印象採得し**模型材**で再現した場合の精密さ．単位：μm．ステンレス鋼ブロックに刻まれた幅20，50，75 μmの細線（90°のV溝）を**印象材**，あるいは模型材で再現した場合の細線の再現度で評価する．

331 **最密六方格子**　さいみつろっぽうこうし
closed-packed hexagonal lattice

〔同義語〕最密六方構造，稠密六方格子
同種原子で空間を充塡するとき最も密に積み重ねた構造の一つである最密充塡構造の結晶格子．原子を剛体球で近似し，最も密に積み重ねると第1層目には一つの球の周りに六つの球が配位する．このとき，六つの窪みができるが，この窪みの上には一つおきに三つの球を配置することができる．この配置で第2層を積み上げてできる窪みの上に，第1層目と同じ配置を積み上げてできるのを最密六方構造といい，第2層で用いなかった第1層の窪みの上方に第3層を積み上げると立方最密構造となる．最密六方格子をもつ金属：Be，Ti，Ni，Zn，Cd，Mg

332 **材料試験機**　ざいりょうしけんき
material testing machine

材料の性質，とくに**機械的性質**を調べるための試験機．**荷重**の負荷方向と方法により，引張，圧縮，曲げ，ねじり，せん断試験機などがあり，一台で多様な試験が可能なものを万能試験機という．

333 **材料力学**　ざいりょうりきがく
mechanics of materials

材料や部材あるいはそれらによって構成される構造全体の外力に対する**変形**や破壊の状態を調べ，それらの強さ，剛性などを研究する学問．物体の内力と変形についての理論応力解析法が中心となっている．

334 **鎖状構造**　さじょうこうぞう
chain structure

原子または原子団が鎖状に連結した構造．鎖状構造を有する高分子の多くは，単官能性モノマーの**付加重合**により生じ，鎖状高分子，直鎖状高分子または線状高分子とよばれる．一般に鎖状高分子は，加熱すると**塑性変形**を起こすようになり，冷却すると可逆的に硬化する性質（**熱可塑性**）を示す．また，架橋高分子と異なり適当な溶媒に**溶解性**を示す．

335 **酸洗い**　さんあらー
pickling

鋳造体や**ろう付け**した金属の表層に付着した**酸化物**，焼却した**フラックス**の残渣などを酸によって除去，清掃する**化学研磨**の一種．酸洗いには**貴金属合金**では希塩酸，希硫酸，チオグリコール酸水溶液，スルファミン酸水溶液などが使われる．

336 **酸化亜鉛**　さんかあえん
zinc oxide

亜鉛の**酸化物**であり，亜鉛華ともよばれる白色の粉末．化学式はZnO．水に不溶で，酸，アルカリに溶ける．収斂作用があり，多くの**歯科材料**に含まれている．**リン酸亜鉛セメント**，**ポリカルボキシレートセメント**，**酸化亜鉛ユージノールセメント**の粉末の主成分である．

337 **酸化亜鉛ユージノール印象材**　さんかあえん―いんしょうざい

zinc oxide eugenol impression material

〔同義語〕亜鉛華ユージノール印象材，インプレッションペースト

酸化亜鉛を主成分とするペーストと**ユージノール**を主成分とするペーストからなる**印象材**．**非弾性印象材**に分類される．主として全部床義歯製作のための最終印象に用いられる．亜鉛とユージノールがキレート結合して硬化する．

338 **酸化亜鉛ユージノールセメント**　さんかあえん―

zinc oxide eugenol cement

〔同義語〕亜鉛華ユージノールセメント

酸化亜鉛を粉末の主成分とし，**ユージノール**を液の主成分とするセメント．用途は暫間修復，仮封，仮着，根管充塡あるいはサージカルパックなど．粉末の主成分は酸化亜鉛，液の主成分は鎮痛消炎効果があるユージノールである．**機械的性質**は他のセメントより劣る．亜鉛とユージノールがキレート結合することにより硬化する．ユージノールはごく少量で独特の強い芳香性がある．

339 **酸化還元電位**　さんかかんげんでんい

oxidation-reduction potential

〔同義語〕レドックス電位

酸化体と還元体との活量が任意である場合における平衡電位．

340 **酸化クロム**　さんか―

chromium oxide

クロムの**酸化物**の総称．いくつかの化合物があるが，代表的な酸化物の化学式は Cr_2O_3．この酸化クロムは緑色で顔料，**研磨材**の原料として用いられている．

341 **酸化処理**　さんかしょり

oxidation treatment

金属とレジン系材料や**陶材**などとの**接着**をはかるために金属表面に薄い**酸化膜**を生成させる金属表面処理の一つ．酸化膜の生成方法には，加熱，電気化学的なアノード酸化や酸化性の酸（硝酸など）への浸漬などがある．

342 **酸化物**　さんかぶつ

oxide

酸素と他の元素の化合物．一般には酸素を酸化数−2の状態で含む化合物をいう．TiO_2，Al_2O_3，ZrO_2，Cr_2O_3 など．

343 **酸化防止剤**　さんかぼうしざい

antioxidant

常温で空気中の酸素によって酸化されやすいプラスチックやゴムおよび食品に添加し，酸化を防止する物質．酸化が酸素ラジカルによるものであることから，酸化防止剤には，ラジカル補足剤（ラジカル連鎖停止剤）であるフェノール誘導体や芳香族アミンが多く用いられている．

344 **酸化膜**　さんかまく

oxide film

〔同義語〕酸化皮膜，酸化物皮膜

空気中あるいは液中で金属が酸化反応を起こした結果，その表面に生成した**酸化物**からなる皮膜．ディギャッシング時に陶材焼付用金合金の表面に生成する In_2O_3 や SnO_2 などからなる酸化膜は，**陶材**との結合に寄与する．また，クロムを含有する**ステンレス鋼**や**コバルトクロム合金**およびチタンを主成分とする**合金**の表面には，**不動態皮膜**とよばれる薄く緻密な酸化膜が形成され，それらの合金

の耐食性向上に寄与している．

345 **暫間修復材**　ざんかんしゅうふくざい

temporary restorative material

永久修復に至るまでの一時的な修復に用いられる材料．**レジン**，**グラスアイオノマーセメント**，**ポリカルボキシレートセメント**，**リン酸亜鉛セメント**などがある．

346 **酸処理**　さんしょり

acid treatment

〔同義語〕エッチング，酸エッチング

酸を用いて行う処理．次の二種に分けられる．①歯面などの被着面を酸によって**接着**を促すように改質する操作(etching)．②**鋳造体**などの表面を酸によって化学的に清掃する操作（**酸洗い**，pickling)．

347 **サンドブラスト**

sand blast, sand blasting

コンプレッサーによる圧搾空気に**研磨材**（砂粒，アルミナ粉，ガラス粉など）を混ぜて**鋳造体**や陶材表面に噴射し，付着した埋没材の除去，表面の清掃，粗面の付与などを行う加工法．

348 **サンドペーパー**

sandpaper

〔同義語〕紙やすり

ガーネットや**アルミナ**，**エメリー**，**炭化ケイ素**などの**砥粒**を紙に適当な結合剤で固定したもの．粗さの異なる多くの種類がある．シート状のほか，回転研磨器具として使用するサンドペーパーディスクやサンドペーパーコーンもある．

349 **残留応力**　ざんりゅうおうりょく

residual stress

外力や熱を除去した後にも材料中に残る**応力**．**陶材焼付冠**，重合後の**義歯床用レジン**，成形後の**ワックスパターン**，**レジンセメント**の接着界面，**鋳造体**やろう付け部などで発生し，その解放による**変形**や**機械的性質**への影響が問題となる．

350 **残留水銀**　ざんりゅうすいぎん

residual mercury

アマルガム硬化物中の水銀のこと．硬化物の約 50 mass％を占める．遊離した状態（Hg）で存在することは少なく，γ_1相（Ag_3Hg_4，Ag_5Hg_8，Ag_2Hg_3)，γ_2相(Sn_7Hg, Sn_8Hg) として存在する．残留水銀量は少ないほど硬化物の物性は優れている．

351 **残留モノマー**　ざんりゅう—

residual monomer

重合後のレジン硬化体中に残る未反応モノマー．残留モノマーは**可塑剤**として働くため**レジン**の性質に影響し，為害作用も懸念される．また，常温での重合反応では残留モノマーをゼロにすることは困難であるが，重合条件などにより，減少させることは可能．

し

352 **仕上げ研磨**　しあ—けんま

finishing, polish finishing

補綴装置や歯に填塞された修復物に光沢や滑沢さを付与することを目的とした最終段階の研磨操作．

353 **シートワックス**

sheet wax

パラフィンを主成分とするシート状ワックス．伝統的に BWG（Birmingham wire gauge）規格で厚さが規定される．鋳造床の**ワックスパターン**などに使用する．

354 **シェードガイド**

shade guide

〔同義語〕色見本

歯の実質欠損および補綴歯を歯冠色で修復，補綴する場合に，色調選択に用いる色見本．色調選択は，その歯，隣在歯，対合歯の**色調**を参考にするが，照明光の影響を大きく受けるため，北空昼光に近い照明の下，口腔内で行うようにする．通常，シェードガイドを用いるときには水でぬらして色調を選ぶ．

355 シェラック
shellac plate

基礎床用材料の一種．カイガラムシの樹脂様分泌物（シェラック）を主成分とし，**フィラー**，ワックス類を添加した**熱可塑性**の混合物を板状に成型したもの．加熱し作業用模型上で軟化圧接して使用する．現在は**常温重合**または光重合レジンに取って代わられ，ほとんど使用されない．

356 歯科器械　しかきかい
dental equipment and instrument

歯科医療や歯科技工に使用される機器の総称．動力源のないものを含むこともあるが，通常は動力源を有しており，診療用器械と技工用器械とに大別される．診療用器械の代表的なものに**歯科用ユニット**があり，診療に必要な種々の器具，器械が取り付けられている．

357 歯科材料　しかざいりょう
dental material

口腔顎顔面領域における欠損部の解剖学的形態と機能を回復するために用いられる材料，ならびに**印象材**，**模型材**，パターン材および埋没材などのように修復物や補綴装置を製作する過程で使用される材料．金属，**セラミックス**，**高分子材料**およびそれらの**複合材料**が使用されている．

358 歯科材料学　しかざいりょうがく
dental materials science

歯科材料の物性，機能および加工法などを材料科学の知識や技術に基づいて探究したり，材料の**生体適合性**や**生体安全性**を病理組織学や免疫学などの観点から解明しようとする基礎歯科学の一分野．歯科材料の臨床的な性能やその評価にまで及ぶ広範な内容を対象とした学際的な学問．

359 歯科生体材料
しかせいたいざいりょう
dental biomaterial

歯科材料のなかで，口腔内で長期間にわたって機能する材料．歯冠修復材料，義歯用材料，**インプラント用材料**，矯正用材料，**根管充塡材**，**裏層材**，接着・合着用材料などがある．これらの材料には，①生体組織に適合した**機械的性質**，②高い化学的安定性，③良好な**生体安全性**，④優れた操作性・加工性，などの性質が要求される．

360 歯科用アマルガム　しかよう―
dental amalgam

水銀と他の金属との**合金**をアマルガムと総称し，そのなかで銀–スズを主成分とする合金と水銀を**練和**し硬化したものを歯科用アマルガムとよぶ．銀およびスズと水銀との間で**金属間化合物**を形成することにより硬化する．

361 歯科用石膏　しかようせっこう
dental plaster

半水石膏の粉末であり，化学式は $CaSO_4$・$1/2H_2O$．歯科用石膏には**寸法精度**が求められるため，工業用より**硬化膨張**を小さくしてある．**普通石膏**，**硬質石膏**，**超硬質石膏**があり，後者ほど**機械的性質**が大きく硬化膨張が小さい．主に**模型材**や埋没材の**結合材**として用いられる．

362 歯科用セメント しかよう―

dental cement

歯科で使用するセメント類の総称．修復物を窩洞や支台歯に装着・固定するために使用するものや，**成形修復材**として直接窩洞に塡塞するものがある．また，裏層，根管充塡，歯周包帯（パック），予防塡塞などにも使われる．

363 歯科用電気エンジン

しかようでんき―

dental electric engine

電気モーターの動力をベルトなどを介して**ハンドピース**に伝達する回転切削用装置．回転数は低いが**トルク**が大きいため技工用のエンジンとして使用されていたが，マイクロモーターの性能向上と普及に伴い，現在ではあまり使用されなくなってきた．

364 歯科用ユニット しかよう―

dental unit

歯科診療台と治療用椅子を中心に，歯科診療に必要な種々の器械・器具を機能的に集合・配置させた歯科診療用装置．人間工学的に設計されており，多様なシステムがある．JIS T 5701 に規格が定められている．

365 歯科理工学 しかりこうがく

dental materials science and technology

歯科における材料ならびに器械・器具についての基礎と応用に関する学問．歯科用無機材料学・有機高分子材料学・金属材料学・複合材料学から，**精密鋳造**，**切削・研削・研磨**，**接着・接合**，CAD/CAM などに関する歯科医用工学，**インプラント用材料**・組織工学用材料を含む**歯科生体材料**の生体反応・**生体安全性**に関する科学などまでも対象としている基礎歯科学の一分野．

366 歯冠修復用レジン

しかんしゅうふくよう―

resin-based restorative material

歯冠部の修復に使用される**レジン**．現在，**コンポジットレジン**が主流．

367 歯冠用硬質レジン

しかんようこうしつ―

indirect restrative composite resin for crown and bridge

〔類義語〕歯冠補綴用硬質レジン，間接修復用コンポジットレジン

主に前歯部の歯冠全体にわたる審美修復用の**レジン**．ジャケット冠，前装金属冠，継続歯，ラミネートベニアなどに用いられる歯冠色レジン．**コンポジットレジン**とほぼ同じであり，**多官能性モノマー**と**無機質フィラー**からなる**複合材料**．光重合型が主流であるが，光重合後に加熱重合を追加するものもある．

368 色差 しきさ

color difference

二つの色の間に知覚される色の隔たり，またはそれを数量化した値．歯科では，L^*，a^*，b^*で表される三次元の近似的な均等色空間，すなわち CIELAB 色空間における二つの色刺激間の距離 $[(\Delta L^*)^2+(\Delta a^*)^2+(\Delta b^*)^2]^{1/2}$ で色差（ΔE_{ab}^*）を量的に表現することが多い．

369 色彩 しきさい

color

有彩色成分と無彩色成分との組み合わせからなる視知覚の属性．この属性は，黄，オレンジ，赤，緑，青などの有彩色名，もしくは白，灰，黒などの無彩色名を明るい，暗いなどで修飾したもの，またはこれらの色名の組み合わせで記述される．

370 **色相** しきそう
hue
色の三属性の一つ．ある面が，純粋な赤，黄，緑，青，もしくはそれらの隣り合った二つずつをある比率で組み合わせた知覚色と同類にみえるかのもととなる視感覚の属性，またはそれを尺度化した値．

371 **色調** しきちょう
color tone
明度と**彩度**の組み合わせによって表される色の系統をいう．彩度のきわめて高い純色や彩度のない無彩色，純色に灰色を加えてできる中間色がある．色の濃淡・明暗・強弱などの色の調子を表すのに用いられることが多い．

372 **色調安定性** しきちょうあんていせい
color stability
与えられた環境内で一定期間，色が変化しない性質．歯科用レジンには口腔内で**変色**するものがある．**歯科材料**の色調安定性試験方法は JIS T 6003 に規定されており，キセノンランプなどに露光した部分と露光しなかった部分の試験片の色の差を比較することにより評価している．

373 **磁気特性** じきとくせい
magnetic characteristics
物質の磁化の強さ，あるいは帯磁率の大きさなどの特性の理論値．単位：磁気特性は残留磁束密度（T），磁界の強さ（A/m），最大エネルギー積（kJ/m^3）．物質の磁界に対する磁化の変化を示す磁化曲線を測定することで得られる．

374 **歯型材** しけいざい
die material
歯型（形成した支台歯や窩洞歯を精密に再現した歯の模型）の作製に使用される材料．**超硬質石膏**が最も多く使用されているが，エポキシ樹脂も使用されることがある．

375 **時効硬化** じこうこうか
age hardening
金属が時間の経過とともに内部構造に変化を生じ硬くなること．析出，**規則-不規則変態**，二相分離などで相構成が変化することによって生じる．

376 **自在ろう付け** じざい—づ—
free-hand brazing
被ろう付け物を手指あるいはピンセットなどで関係位置に保持し，特定の部位を**ろう付け**する方法．

377 **JIS** じす
JIS
日本工業規格（Japanese Industrial Standard）の略．工業標準化法に基づいて主務大臣（医療用に関するものは厚生労働大臣）によって制定される工業標準であり，わが国の国家規格．**ISO規格**との整合がはかられている．

378 **歯髄刺激性** しずいしげきせい
pulp irritation
ある種のセメントや細菌の侵入などによって歯髄に何らかの炎症が起こること．歯髄壊死にいたる場合もある．コンポジットレジン修復後にみられる歯髄刺激は，以前はレジンモノマーによるものとされていたが，現在では**微小漏洩**により細菌が侵入するためとの説が有力である．

379 **磁性材料** じせいざいりょう
magnetic material
〔同義語〕磁性合金
磁性を有する材料．歯科では強磁性を示す希土類を含む**合金**，たとえば，サマリウムコバルト合金（Sm-Co），ネオジム合金（Nd-Fe-B）などが用いられる．使用例：義歯床の維持に磁性アタッチメントとして利用され，吸引されるキーパー側としては**ステンレス鋼**などが用いられる．

380 湿食 しっしょく
wet corrosion

水の存在下で生じる金属の**腐食**．歯科用金属では，腐食により**機械的性質**の劣化を生じたり，**生体安全性**に悪影響を及ぼす場合がある．アノードとカソードからなる**局部電池**を形成して腐食反応が進行する．局部電池を形成する原因としては，異種金属の接触，成分・組成の不均一，表面における欠陥の存在，**残留応力**の存在などの材料側の要因と，pH や溶存酸素濃度の不均一などの環境側の要因がある．

381 湿熱重合 しつねつじゅうごう
wet heat curing

〔同義語〕湿式重合
水を熱媒体として，熱水中で行う**レジン**の重合方法．加熱重合アクリルレジンでは，**重合開始剤**（**過酸化ベンゾイル**）の分解温度である 60℃以上に加熱する必要がある．通常，70℃水中で 1 時間，その後 100℃水中で 30 分～1 時間加熱する．

382 ジメタクリレート
dimethacrylate

分子の両末端に官能基（重合性基）としてメタクリロイルオキシ基を有するメタクリレートモノマー．重合体は網目構造を形成し，**ガラス転移点**は高く，熱硬化性を有する．エチレングリコール系ジメタクリレート，Bis-GMA，UDMA などがある．

383 ジメチルパラトルイジン
dimethyl para toluidine

〔同義語〕ジメチル-*p*-トルイジン
第 3 級アミンの一種で，**化学重合型レジン**の**重合促進剤**として使用される．化学重合型レジンに**重合開始剤**として添加された**過酸化ベンゾイル**と反応してラジカルを発生させる．

384 射出成形 しゃしゅつせいけい
injection molding

軟化融解したプラスチックを高速度で型内に充填する成形方法．工業界では大量生産用として金型を，歯科では石膏型を用いる．**ポリカーボネート樹脂**，**ポリスルフォン樹脂**や**アクリルレジン**などの**熱可塑性樹脂**が使用される．

385 シャルピー衝撃試験
—しょうげきしけん
Charpy impact test

切欠き試験片を用い，両端を支持した試験片中央の切欠き部の背面を振り子形のハンマーで打撃して試験片を曲げ破断させ，ハンマーの位置エネルギーから材料の吸収エネルギーを求める衝撃曲げ試験法．試験片切欠き部の断面積で除した値をシャルピー衝撃値として表す．単位：J/cm^2

386 重合 じゅうごう
polymerization

単量体（モノマー）が繰り返し連結して高分子（ポリマー）を生成する化学反応．狭義には，とくに不飽和基を有する化合物あるいは環状化合物の π 結合または σ 結合を開裂して付加を繰り返して高分子化する反応をいう．広義には，重縮合による高分子化も含まれる．

387 重合開始剤 じゅうごうかいしざい
polymerization initiator

モノマーに作用しポリマー化（**重合**）を開始させるための化学物質．熱あるいは化学物質により分解しフリーラジカルを生成し，このラジカルがモノマーの重合性基を活性化し重合が開始する．**常温重合**，**加熱重合**，**光重合**など重合方式により，それぞれ異なる重合開始剤が用いられる．

388 重合禁止剤 じゅうごうきんしざい
polymerization inhibitor

モノマーなどの重合系に添加して，**重合**が起らなくする作用をもつ化合物．モノマーは保存期間中の温度の上昇，光などの外界からのエネルギーにより重合する可能性があるので，これを防ぐのに用いる．義歯床用メチルメタクリレートレジンのモノマーには，**ハイドロキノン**が添加されている．重合を開始する能力を弱める化合物は，重合抑制剤という．

389 重合収縮 じゅうごうしゅうしゅく
polymerization shrinkage

レジンにおいて，モノマーが**重合**してポリマーになるときの収縮．一般にポリマーは対応モノマーより**密度**が高いため，重合反応により体積が減少する．義歯床の**寸法精度**や，**コンポジットレジン**の歯質接着性，**辺縁漏洩**などに影響を及ぼす．

390 重合促進剤 じゅうごうそくしんざい
polymerization accelerator

重合開始剤と常温で反応しフリーラジカルを生成させることにより，**重合**を促進する化合物．重合開始剤と**促進剤**の組み合わせを酸化還元系重合開始剤ともいう．常温重合メチルメタクリレートレジンでは，**過酸化ベンゾイル**を分解させる第３級アミンの一種である**ジメチルパラトルイジン**が重合促進剤として使用される．

391 重合度 じゅうごうど
degree of polymerization

重合体を構成する基本単位（繰り返し単位）の数．実際の重合体は異なる重合度の分子の混合物である場合が多いため重合度分布で表す．この重合度の平均値の表し方には数平均重合度，重量平均重合度，粘度平均重合度などがある．

392 重合率 じゅうごうりつ
degree of conversion

材料中のモノマーがポリマーに転化した割合を示す値．

393 収縮応力 しゅうしゅくおうりょく
shrinkage stress

鋳造収縮，**重合収縮**，**焼成収縮**などの収縮時に，**寸法変化**が抑制されることで材料内に生じる**内部応力**．**硬化反応**が急激に起こると収縮応力は大きくなりやすく，材料の**変形**やひび割れの原因となる．

394 収縮孔 しゅうしゅくこう
shrinkage porosity

鋳巣の一つ．液体金属の**凝固収縮**や熱収縮が原因で生じる空洞（**引け巣**）の一形態．鋳型内に注入された液体金属は通常は鋳型壁と接した面から凝固が開始する．凝固層が形成された後に液体金属が補給されない場合，冷却に伴って収縮した容積分は空洞化し，収縮孔となる．

395 18-8 ステンレス鋼 —こう
18-8 stainless steel

18%のクロムと8%のニッケルを含む**鋼**．**耐食性**に優れる．非磁性であり，室温で**オーステナイト**単一相になり熱処理硬化性はない．**液相点**は1,400℃程度であり鋳造用としてではなく加工用線材として用いられる．

396 縮合型シリコーンゴム印象材
しゅくごうがた―いんしょうざい
condensation silicone rubber impression material

〔同義語〕縮合型シリコーンラバー印象材

シリコーンゴム印象材の一種．両末端に水酸基をもつ直鎖状のシリコーンポリマーを有機スズ化合物触媒により**エチルシリケート**と架橋反応（重縮合，縮合重合）させて硬化させる．

397 樹脂含浸層 じゅしがんしんそう
hybrid layer

象牙質を酸で脱灰して露出したコラーゲン線維層に樹脂が浸透して形成された層．酸のpHが低いほど，脱灰時間が長いほど樹脂含浸層は厚くなる．コラーゲン線維が密に凝集した状態に樹脂を浸透させると，相対的に樹脂成分の量が減少するので接着耐久性は劣るようになる．

398 樹枝状晶 じゅしじょうしょう
dendrite structure

〔同義語〕樹枝状結晶，デンドライト

複雑に枝分かれした樹枝状の**結晶**．固相と液相の間で物質や熱が急速に移動する場合に形成されやすい．

399 ショア硬さ ―かた―
Shore hardness

反発硬さの一種．試料面に一定の高さから一定形状・質量の鋼製ハンマー（先端はダイヤモンド）を落下させ，跳ね上がりの高さより求められる反発硬さ値．Hsの記号で表す．

400 常温重合 じょうおんじゅうごう
cold curing

酸化還元反応により常温で起こる**重合**．一般には，**化学重合**と**光重合**の両方をさすことが多い．義歯床用アクリルレジンはその硬化様式の違いから，**加熱重合**と常温重合に分類しているが，**硬化機構**は両タイプとも付加重合反応であって同じである．**義歯床用レジン**や矯正用レジンなどで使用されている重合方式である．

401 常温重合レジン
じょうおんじゅうごう―
cold-cured resin

〔同義語〕常温重合型レジン，即時重合レジン

常温で**重合**する**レジン**．通常，**アクリルレジン**に限定される呼称で，義歯床，義歯修理や暫間被覆冠に用いるレジンで加熱をしなくても硬化するもの．ポリマー粉（PMMA）とモノマー液（MMA）の粉液を混合し，**過酸化ベンゾイル**などの開始剤と第3級アミンとの反応によりラジカルを発生させて**付加重合**を開始する．一方，**コンポジットレジン**やセメント類のこのタイプは化学重合型と称される．

402 衝撃試験 しょうげきしけん
impact test

材料の**延性**や**脆性**を調べるため，試験片に衝撃荷重を加えて破断し，要したエネルギーの大小，破断面の様相により評価する試験．衝撃荷重を加える方法により，衝撃引張，衝撃圧縮，衝撃曲げ，衝撃ねじりなどの試験法がある．

403 衝撃強さ しょうげきづよ―
impact strength

材料に衝撃を与えたときの強さ．衝撃値．瞬間的な力（動的な力）と静的な力を負荷した場合とでは材料の強さが異なる．材料が破壊されるときの吸収エネルギーで強さを表す．**アイゾット衝撃試験**や**シャルピー衝撃試験**などがある．

404 衝撃破壊 しょうげきはかい
impact fracture
動的な**荷重**が材料に負荷されたときに起こる破壊様式．咬合時にみられる形式であり，静的な挙動とは異なる．衝撃破断面は結晶粒子の**脆性破壊**とディンプル破壊がみられる．**アイゾット衝撃試験**や**シャルピー衝撃試験**などで評価できる．

405 焼結 しょうけつ
sintering
粉末材料を完全には融解しない温度まで加熱して，粉末粒子間を融着させて塊状体を成形する操作．粉末材料には金属，**無機材料**および**高分子材料**が使用される．

406 焼成 しょうせい
firing
歯冠形態に賦形した**陶材**を加熱して焼き固める操作．**大気焼成**や**真空焼成**がある．

407 焼成温度 しょうせいおんど
firing temperature
セラミックスを**焼成**するときの温度．歯科用陶材の場合は700℃～1,300℃である．歯科用陶材は焼成温度により，**高融陶材**，**中融陶材**，**低融陶材**に分けられる．

408 焼成収縮 しょうせいしゅうしゅく
firing shrinkage
陶材において，**焼結**により生じる収縮．陶材は，焼成時に陶材粒子の隙間の水が蒸発し，陶材粒子表面が融解し結合することにより空隙が減少する．このことから，焼成収縮率は他の**歯科材料**の収縮率と比較して非常に大きい．

409 シランカップリング剤 —ざい
silane coupling agent
シリカガラスなどの**表面改質**に用いられるシラン化合物．歯科では**コンポジットレジン**のシリカフィラーと**マトリックスレジン**を化学的に結合させるためにシリカ表面に適用されるγ-メタクリロイルオキシプロピルトリメトキシシラン（γ-MPTS）が代表例．

410 シラン処理 —しょり
silane treatment
〔同義語〕シランカップリング（処理）
有機高分子材料と**セラミックス**を結合させるために，セラミックス表面に**シランカップリング剤**を作用させて，**高分子材料**と無機質のシリカ表面の間にシロキサン結合を形成させる**表面処理**．**コンポジットレジン**の**無機質フィラー**の表面処理やセラミック修復物の内面処理に用いられる．

411 シリカ
silica
〔同義語〕酸化ケイ素
酸化ケイ素のこと．化学式はSiO_2．**石英**，**クリストバライト**，石英ガラス，**コロイダルシリカ**などがある．これらのうち石英とクリストバライト低温型から高温型に**変態**すると体積が膨張するので，歯科用埋没材の**耐火材**として用いられている．また，**コンポジットレジン**や**付加型シリコーンゴム印象材**の**フィラー**としても用いられている．

412 シリケートセメント
silicate cement
〔同義語〕ケイ酸塩セメント
アルミノシリケートガラスの粉末とリン酸の水溶液を主成分とするセメント．**色調**，**熱膨張係数**，**硬さ**などは天然歯に類似しているため，以前は**成形修復材**として前歯部の**審美性**が要求される修復部位に用いられた．しかし，硬化時の**感水性**（水分と接すると白濁して強さが低下する）が高く，かつ歯髄為害作用が強いため，**グラスアイオノマーセメント**や**コンポジットレジン**の出現により，今日ではほとんど使用されていない．

413 シリコーンゴム印象材
—いんしょうざい
silicone rubber impression material

〔同義語〕シリコーンラバー印象材
シリコーンポリマー（**ポリシロキサン**）を主成分とするゴム質の精密印象材．**縮合型シリコーンゴム印象材**と**付加型シリコーンゴム印象材**の二種類がある．いずれも操作性，**細部再現性**，印象精度に優れる．付加型シリコーンゴム印象材は縮合型に比べて，経時的な**寸法変化**が小さい．

414 シリコーンポイント
silicone point

アルミナや**炭化ケイ素**などの**砥粒**をシリコーンゴムの**結合材**の中に混入させ成形した研磨工具．研磨時にゴム質の結合材が削り取られてくると同時に，常に新しい砥粒が出てくるので効率的な**研磨**が可能．あらゆる**歯科材料**の**仕上げ研磨**に用いられる．

415 ジルコニア
zirconia

〔同義語〕酸化ジルコニウム
酸化ジルコニウムのこと．化学式は ZrO_2．純粋なジルコニアは高温と低温で**結晶構造**が異なるため，加熱・冷却時に大きな体積変化（約 4%）を示す．イットリアなどの安定化材を添加すると室温でも高温型の結晶構造を維持した焼結体が得られる．安定化材の添加量を制御した**部分安定化ジルコニア**は，破壊時の亀裂進展を高温型→低温型の結晶構造変化による体積膨張で緩和することで亀裂の進展を阻害するため，セラミックス中で最も**靭性**が高い．半焼結体から CAD/CAM 成形後，最終焼結して歯冠修復物が製作される．

416 真空焼成　しんくうしょうせい
vacuum firing

減圧下で**陶材**を**焼成**する操作．減圧下で焼成を行うことにより成形体内部の気泡は減少し，**透明性**や強さは増加する．中温素焼と高温素焼は真空焼成で行われる．

417 真空鋳造　しんくうちゅうぞう
vacuum casting

高度な減圧下で行う鋳造．金属を真空中で融解し，加圧して**鋳型**に流し込む．**背圧**を生じないなどの利点だけでなく，**真空融解**の利点が鋳造中も継続される．

418 真空埋没　しんくうまいぼつ
vacuum investing

高度な減圧下で**ワックスパターン**の**埋没**を行うこと．球状突起などの**鋳造欠陥**の防止を目的とする．**真空練和**もあわせて行われることが多い．

419 真空融解　しんくうゆうかい
vacuum melting

〔同義語〕真空溶解
高度な減圧下で金属を融解すること．酸化をはじめとする金属融解中のガスによる汚染や融解金属中へのガスの溶解を防止できる．真空保持のため，**高周波誘導加熱**，電熱線による加熱などが主な加熱法となる．

420 真空練和　しんくうれんわ
vacuum mixing

石膏や埋没材の**練和**を高度な減圧下で行う練和．練和物中の気泡が除去され，球状突起などの**鋳造欠陥**を防止できる．

421 人工歯 じんこうし

artificial tooth

天然歯の欠損部を補い，その機能と**審美性**を回復するために用いられる人工的につくられた歯．**色調**が天然歯に非常に近い**陶材**を用いた**陶歯**と，アクリル系樹脂を用いた**レジン歯**（アクリルレジン歯，硬質レジン歯）が一般的であるが，咀嚼機能を優先した金属歯もある．使用目的に応じて，有床義歯用，歯冠補綴用，ブリッジ用がある．

422 人工唾液 じんこうだえき

artificial saliva

人工的に調製された唾液組成に類似した溶液．実験用人工唾液と口腔乾燥症などに用いられる治療用人工唾液がある．**腐食試験**などの実験では，数種の無機塩に尿素やアルブミンを加えた人工唾液がよく用いられる．

423 浸漬試験 しんししけん

dipping test, immersion test

材料を溶液に一定期間浸漬し，材料自体の崩壊や**変色**，あるいは**溶出**する物質やイオンなどを調べ，材料の劣化の度合や安全性を評価する材料試験．**金属材料**の変色試験，溶出試験，セメントの溶解試験，レジンモノマーの溶出試験などがこれに該当する．正しい読み方は「しんししけん」だが，慣用的に「しんせきしけん」とよばれることが多い．

424 親水性 しんすいせい

hydrophilicity

ある物質に関して，水との相互作用が大きく，親和性の大きい性質．水酸基やカルボキシ基などは，親水性を示す官能基である．

425 靱性 じんせい

toughness

材料の粘り強さや破壊に対する抵抗性の指標．靱性を定量的に評価する指標としては，**シャルピー衝撃試験**などで求められる衝撃吸収エネルギー（単位：J/m^2）や**引張試験**で得られた**応力-ひずみ曲線**における曲線の面積（破断に要するひずみエネルギー，単位：J/m^3）などがある．

426 浸透圧 しんとうあつ

osmotic pressure

ある一定温度で溶液と純溶媒が半透膜（溶媒は自由に通すが溶質を通さない）を介して置かれたとき，溶媒の一部は膜を通過して溶液中に移動（浸透）して平衡に達する．このときの溶液と純溶液との圧力差．

427 針入度試験 しんにゅうどしけん

penetration test

セメントや**石膏**のように粉末と液の反応により硬化する材料の硬化開始および硬化終了までの時間を測定する試験法．**ビカー針**や**ギルモア針**が利用される．

428 審美性 しんびせい

esthetics

審美とは本来美醜を識別すること．歯科における審美性とは，色や**透明度**，形態等の外観が美しいと感じられる性質をいう．

す

429 水硬性セメント すいこうせい―

water settable cement

リン酸や高分子酸などの専用の練和液を用いることなく，水を練和液として硬化するセメント．水硬性リン酸亜鉛セメントや水硬性ポリカルボキシレートセメントなどがある．

430 水酸化カルシウム すいさんか―
calcium hydroxide
〔同義語〕消石灰
化学式は $Ca(OH)_2$．消石灰ともよぶ．水には微溶性であり，炭酸ガスと反応して**炭酸カルシウム**として硬化する．**水酸化カルシウムセメント**の原料．塩基性に起因して殺菌作用を示すことから，覆髄材や根管治療消毒薬として用いられている．

431 水酸化カルシウムセメント
すいさんか―
calcium hydroxide cement
〔同義語〕水酸化カルシウム製剤
水酸化カルシウムを基材とした粉末と滅菌精製水を**練和**して用いるセメント．覆髄材として用いられる．他の成分として，塩化ナトリウム（NaCl），塩化カリウム（KCl），塩化カルシウム（$CaCl_2$），炭酸水素ナトリウム（$NaHCO_3$）などを含む．取り扱いを容易にするため，カルボキシメチルセルロース溶液で糊剤としたものや，エックス線造影性を与えるために硫酸バリウムや，殺菌作用を付与するためにヨードホルムを加えたものなどがある．

432 水素結合 すいそけつごう
hydrogen bond
電気陰性度の大きな原子と**共有結合**した水素原子が近接したO，N，F，Sなどの原子の孤立電子対を介して生じる相互作用．分子間での**水素結合**は**融点**や沸点に影響を与える．生体内では，たとえばDNAの二重らせん構造の形成に寄与している．

433 水和 すいわ
hydration
溶媒和のうち，溶媒が水の場合を水和と定義する．溶質が水分子と結合するか，あるいは静電相互作用や**水素結合**により相互作用している状態．一般に非イオン性のものよりイオン性のもののほうが水和が大きい．さらに，吸着水，**コロイド**の**膨潤**，**ゲル化**なども水和と称する．

434 水和物 すいわぶつ
hydrate
水を分子の形として含む化合物．種々の含水塩が知られている．**歯科用石膏**の粉末は硫酸カルシウムの半水塩（$CaSO_4$・$1/2H_2O$）であり，石膏硬化物は硫酸カルシウムの二水塩（$CaSO_4$・$2H_2O$）である．

435 隙間腐食 すきまふしょく
crevice corrosion
〔同義語〕すきま腐食，すき間腐食
同種の金属間もしくは他の金属との間に微細な隙間が存在するときに形成される**溶存酸素**の**濃淡電池**で生じる**腐食**．隙間内部のpH低下に加え，隙間以外の広い面積で生じる**カソード反応**によって隙間内部で生じる**アノード反応**が加速され，大きな腐食損傷を起こす．

436 すくい角 ―かく
rake angle
切削時，歯科用バーの刃先が被削物に食い込むことによって**切削**を行う．この時，刃先の上面と切削面に直交する面とのなす角．すくい角が大きいほど切削抵抗が少なく，切削面は滑らかになる．

437 スケーラー
scaler
歯面に付着した歯石や沈着物の除去，病的セメント質の滑沢化，さらには軟組織の搔爬などにも用いられる器具．手用スケーラー，**超音波スケーラー**，エアスケーラーがある．手用スケーラーには刃部の形態によりシックル型（鎌形），キュレット型（鋭匙形），ホー型（鍬形），チゼル型（ノミ形）がある．

438 スズめっき

tin plating

〔同義語〕スズ電析

金属や非金属の表面をスズの薄膜で被覆する技術．成膜法によって，**電気めっき**と無電解めっきに分類される．**接着性レジン**との**接着**の前処理として，**貴金属合金**の表面にスズめっきを施していたが，現在は**金属接着性プライマー**を用いた前処理が広く普及している．

439 スティッキーワックス

sticky wax

補綴装置の仮着などに用いる**ワックス**．室温では比較的脆い．**蜜ろう**にロジンなどの樹脂類が配合されており，比較的融解温度が高く，融解すると粘りのある液状となる．

440 ステイン

stain

審美的により自然に近い彩色を施すための着色材料．**陶材**やオールセラミッククラウン用，またレジン用のステインがある．

441 ステンレス鋼　—こう

stainless steel

〔同義語〕ステンレススチール

10.5％以上のクロムを含む**耐食性**に優れた合金鋼のこと．**酸化クロム**（Cr_2O_3）からなる**不動態皮膜**により耐食性に優れ，さらにニッケル，モリブデン，銅などの添加によって広範な環境で高い耐食性を示す．

442 スパチュラ

spatula

石膏，**印象材**，セメントの**練和**および**ワックス**の加熱や成形に使用されるへら状の器具．用途によってそれぞれ形態は異なっている．

443 スピネル

spinel

尖晶石とよばれるマグネシウムとアルミニウムの**酸化物**からなる鉱物．化学組成は $MgAl_2O_4$．純粋なものは無色透明であるが，鉄，クロム，亜鉛などの不純物によりさまざまに**着色**して産出する．**チタン用埋没材**の**耐火材**に利用されている．また，**ガラス浸透**のための多孔質体として使われている．広義にはスピネル型構造（化学式 XY_2O_4 で示される酸化物にみられる構造）を有する一群の酸化物鉱物をさす．

444 スプルー

sprue

〔同義語〕湯道

鋳造時に融解金属を**鋳型**の鋳込み口から内部の空洞まで流し込むための路．その最適な太さや長さは，融解金属の性状と**鋳造体**の形状により異なる．原則として鋳造体の最終凝固部となる部分に取り付ける．**流し込みレジン**の注入路をさす場合もある．

445 スプルー線　—せん

sprue former

鋳型に**スプルー**を形成するための部品．ワックス線，レジン線，金属管などが用いられる．前二者は鋳型加熱時に焼却されるが，後者は鋳型の加熱前に撤去する必要がある．

446 **素焼**　すやき
biscuit bake
陶材の仕上げ焼成前に行われる**焼成**．低温素焼，中温素焼，高温素焼に分類される．低温素焼では焼成体は多孔質であり，**気孔率**が高く強度も低い．中温素焼では著しい収縮が起こり強さも増加する．高温素焼では焼成体表面は滑らかになるが，光沢はない．

447 **寸法安定性**　すんぽうあんていせい
dimensional stability
時間経過に伴う**寸法変化**が小さい性質．とくに**印象材**において，印象採得後から模型材硬化までの間に起こる寸法変化の程度を示す重要な因子の一つである．印象材の寸法安定性は，**硬化収縮**や反応副生成物の有無，撤去した印象の保存環境（温度，湿度）などが影響する．

448 **寸法精度**　すんぽうせいど
dimensional accuracy
目標の寸法に対する実際の寸法の誤差の度合．**間接成形法**での歯冠修復物や成形修復物と口腔内組織の適合性において，寸法精度は重要な因子である．

449 **寸法変化**　すんぽうへんか
dimensional change
物体の寸法が変化すること，またはその大きさ．**歯科材料**において寸法変化は**硬化反応**や加熱，冷却に伴う膨張や収縮，**応力**による**ひずみ**など種々の因子で生じる．

せ

450 **成形修復材**　せいけいしゅうふくざい
filling material
〔同義語〕成形修復材料，成形歯冠修復材料
歯冠を修復するために窩洞に填入する修復材．泥状やペースト状になった**可塑性**を有する修復材を填塞および成形した後に硬化させて歯冠修復を行う．**コンポジットレジン**や**グラスアイオノマーセメント**，**歯科用アマルガム**などがある．

451 **脆性**　ぜいせい
brittleness
塑性変形をまったく，あるいはほとんど示すことなく材料が破壊する性質．脆性を示す材料を**脆性材料**とよび，その破壊を**脆性破壊**という．**陶材**，**ポリメチルメタクリレート**，**硬質レジン**や**コンポジットレジン**などで脆性破壊を起こすことが知られている．

452 **脆性材料**　ぜいせいざいりょう
brittle material
塑性変形能の小さい材料．**引張試験**における**伸び**の量が尺度となる．石膏や**陶材**などの**セラミックス**や**金属間化合物**は典型例である．

453 **脆性破壊**　ぜいせいはかい
brittle fracture
破壊の一様式．ほとんど**塑性変形**を伴わずにクラックのすみやかな伝播で起こる破壊現象．特定の結晶面で破壊するへき開破壊が典型例である．破断面にはリバーパターンといわれる川状模様がみられ，光沢のある粒状組織を呈する．

454 **生体安全性**　せいたいあんぜんせい
biosafety
生体にとって安全であること．狭義では組織刺激性，発がん性などの毒性がないことおよび免疫反応やアレルギー反応を引き起こさないことである．細胞培養実験や動物実験などによって調べるが，**生体材料**の使用実態によってさまざまな試験が要求されている．

455 生体吸収性材料
せいたいきゅうしゅうせいざいりょう
bioresorbable material

生体内に埋植された後に生体に吸収・代謝される材料．生体内で分解され低分子化されて吸収されるポリ乳酸やポリグリコール酸などの吸収性高分子材料，生体内で溶解されるβ型リン酸三カルシウムのような**セラミックス**が知られている．これらの材料は高度管理医療機器として薬機法に指定されている．

456 生体材料 せいたいざいりょう
biomaterial

欠損した人体機能の代替を行う材料全般．**セラミックス**，金属や高分子などの人工的な材料だけでなく，アテロコラーゲンなどの生体由来材料も生体材料とされている．

457 生体組織工学 せいたいそしきこうがく
tissue engineering

ヒトの組織や器官の再生を工学的に行う方法で，再生医療の基盤となる学問および技術．一般的に細胞の足場となる基質(スキャホールド)，細胞および細胞の成長因子の三要素が必要といわれている．皮膚の再生，関節の軟骨などの再生が実用化されている．

458 生体適合性 せいたいてきごうせい
biocompatibility

〔同義語〕生物学的適合性，バイオコンパティビリティ，生体親和性

長期間，生体組織に有害な作用を及ぼさず，本来の機能を保ちながら生体になじむ性質．医療機器の使用される部位，用途などによって要求される性質は異なる．歯科用インプラントでは骨や上皮組織との適合性のみならず，力学的適合性なども要求される．

459 生体内分解性材料
せいたいないぶんかいせいざいりょう
biodegradable material

〔同義語〕生分解性材料

広義には環境中の微生物や酵素などの生体内物質により分解され，分解産物は環境および生体に無害である材料．狭義には生体内で酵素などの生体内物質で分解されて生体に吸収されるが，その分解産物は生体に無害である材料のこと．非酵素的な分解は含まれない．

460 生体力学 せいたいりきがく
biomechanics

生体にかかわるさまざまな力学的現象を取り扱う学問．たとえば，咀嚼時の咬合力などを実際の計測やシミュレーション実験あるいは数値解析などによって求める学問．人工材料の設計には，生体と材料との力学的適合性や材料学的な耐久性などを考慮する必要がある．

461 生物学的性質
せいぶつがくてきせいしつ
biological property

医療機器（**歯科材料**・**歯科器械**，医薬品）が生体にどのような作用（影響）を与えるかに関する性質．この性質には医療機器・医薬品で望まれる作用に加えて，それらによる副作用も含まれる．医療機器では**物理的性質**や**化学的性質**に加えて，生物学的性質がとくに重要である．

462 生物学的評価
せいぶつがくてきひょうか
biological evaluation

医療機器（**歯科材料**・**歯科器械**，医薬品）の安全性と**生体適合性**の前臨床評価をすること．試験タイプとしてグループ1は細胞を用いた試験，グループ2は動物を用いた試験，グループ3は使用模

擬試験に分類されている．医療機器の種類により要求される試験項目が異なっている．

463 正方晶ジルコニア多結晶体
せいほうしょう—たけっしょうたい
tetragonal zirconia polycrystal

英文名の頭文字をとって TZP と略される．**部分安定化ジルコニア**（PSZ）の一種で，結晶相の大部分が正方晶である**ジルコニア**のこと．強度が PSZ より高く，強靱化ジルコニアともよばれる．

464 精密鋳造 せいみつちゅうぞう
precision casting

寸法精度が高く，鋳肌が滑沢な**鋳造体**を製作する鋳造法．インベストメント法，ユニキャスト法，ショープロセスなどがある．歯科鋳造はインベストメント法かつ**ロストワックス法**であるが，独自の発展を遂げており，歯科精密鋳造などとも称される．

465 石英 せきえい
quartz

シリカの一種．化学式は SiO_2．加熱すると低温型（α）から，高温型（β）に 573℃付近で**変態**するが，このとき体積が膨張する．膨張量は**クリストバライト**よりは小さい．

466 石英埋没材 せきえいまいぼつざい
quartz investment

耐火材に**石英**，**結合材**に**石膏**が配合されている埋没材．石英は**クリストバライト**と比較して**加熱膨張**が小さく，一般的に低・中融合金中で比較的**鋳造収縮率**の小さい**合金**の鋳造時に用いられる．

467 赤外線ろう付け
せきがいせん—づ—
infrared soldering

ろう付けに際して，**ろう**の融解熱源として赤外線を使用するろう付け法．急速かつ局所的にろう付け部を高温加熱することが可能である．

468 析出硬化 せきしゅつこうか
precipitation hardening

溶体化処理後の過飽和固溶体から低温加熱により新しい相が析出し硬化すること．

469 石膏 せっこう
gypsum

鉱物の一種．天然では**二水石膏**（$CaSO_4 \cdot 2H_2O$）と無水石膏（$CaSO_4$）がある．天然石膏のみでは需要に追いつかず，化学石膏が多く用いられる．一般的な用途はセメント，装飾品など．歯科においては**模型材**，**印象材**あるいは**鋳造用埋没材**の**結合材**として用いられる．

470 接合 せつごう
joining

同種または異種の物体を，物理的，化学的あるいは機械的手段によってつなぎ合わせ一体化させること．**接着材**を用いる接着接合や，金属同士を接合する機械的接合（ボルト接合，鋲接合など）と冶金的接合（**溶接**，**ろう付け**など）がある．歯科では接着接合とろう付けが広く利用されている．

471 石膏系埋没材
せっこうけいまいぼつざい
gypsum-bonded investment

〔同義語〕石膏系鋳型材

鋳造用埋没材の一種で，**結合材**に**石膏**が用いられているもの．石膏は 1,000℃以上で分解を起こすため，**銀合金**，**金合金**などの**融点**が 1,000℃以下の**合金**を鋳造する場合に使用される．**耐火材**は**シリカ**（SiO_2）であり，その種類により**クリストバライト埋没材**と**石英埋没材**がある．

実際には600～700℃の状態で鋳造される．

472 接合強さ　せつごうづよ—
joint strength
二つの材料を**接合**したときの接合部の強さ．**接着材**の種類，接合方法ならびに**界面**の状態により大きく影響される．

473 切削　せっさく
cutting
一般に，**タングステンカーバイドバー**やスチールバーなどの刃物を用いて，歯質や修復物を削る操作．

474 切削器具　せっさくきぐ
cutting instrument
歯質および修復物の**切削**に用いられる器具．**チゼル**，スプーンエキスカベーターなど歯質の切削に用いる手用切削器具と，**バー**などの**回転切削器具**がある．

475 切削装置　せっさくそうち
cutting machine
切削に使用する装置で，**回転切削器具**を装着して切削を行う装置として，電気エンジン，マイクロモーター，**エアタービンハンドピース**がある．

476 切削能率　せっさくのうりつ
cutting efficiency
刃物で修復物などを**切削**する際の作業能率．刃物の形状，材質，切削条件や被切削材の種類などに影響される．

477 接触角　せっしょくかく
contact angle
固体・液体・気体の三相接触点で液面に引いた接線と固液界面とのなす角（θ）をいう．液体分子間の凝集力と，液体と固体壁間の付着力の大小関係によって決まる．固体に対する液体の**ぬれ**の尺度として用いられる．たとえば，液体が固体表面にまったくぬれない場合は$\theta=180°$，完全にぬれる場合では$\theta=0°$である．

478 接着　せっちゃく
adhesion
二つの表面が，**接着材**により，化学的な力，物理的な力，またはその両方で結合された状態．歯科では**ボンディング**とよばれることがある．とくに，物理的な力のみで結合された状態を合着とよぶこともあるが，合着と接着の区別は明確ではない．

479 接着機構　せっちゃくきこう
adhesion mechanism
接着のメカニズム．機械接着，物理接着，化学接着などさまざまなメカニズムがある．実際にはこれらが融合して接着力を発揮している．

480 接着材　せっちゃくざい
adhesive
〔同義語〕接着剤
被着体同士を**接着**するために，両者の中間に介在させ硬化する材料．被着体表面によくぬれ広がること，硬化後は強固な固体となること，**耐水性**や耐久性を有することが求められる．歯質と接着性を示す接着材としては，**ポリカルボキシレートセメント**，**グラスアイオノマーセメント**，接着性レジンセメントなどがある．

481 接着試験　せっちゃくしけん
adhesion test
接着強さを求める試験法．接着面の**表面粗さ**，接着層の厚さ，接着面圧などの因子が影響する．試験片の形状，**荷重**の加え方で接着強さは異なる．

482 接着性モノマー　せっちゃくせい—
adhesive monomer
各種素材と化学的に結合できる官能基を有するモノマー．**レジン**などの有機質と結合するメタクリロイルオキシ基などの官能基や，歯質などと結合するカルボキシ基，リン酸基などを同一分子内に有する．**貴金属**と**接着**するモノマーとして，チオール基などイオウを含む官能基を有するモノマーもある．

483 **接着性レジン**　せっちゃくせい—

adhesive resin

接着性モノマーが添加された各種素材に接着可能な**レジン**．接着性レジンセメントなど．

484 **接着強さ**　せっちゃくづよ—

bond strength（of adhesives）

接着面を破壊するのに要した最大荷重を接着面積で除した値．試験方法には，**せん断試験**または**引張試験**を行い，それぞれ**せん断接着強さ**または**引張接着強さ**として表す．単位：Pa

485 **セメントスパチュラ**

cement spatula

歯科用セメントの**練和**に用いられる**スパチュラ**．金属製とプラスチック製がある．練和するセメントの種類によって使い分ける．ガラス練板上で広くすりつぶすように練和する**リン酸亜鉛セメント**の練和には，ステンレス鋼製スパチュラを使用する．

486 **セメント練板**　—れんばん

cement mixing pad

歯科用セメントの**練和**に使用される練和板．**ガラス練板**と**紙練板**がある．練和時に発熱する**リン酸亜鉛セメント**の練和には，冷却したガラス練板を使用する．

487 **セラミックス**

ceramics

酸化物，**炭化物**，ホウ化物，窒化物などの無機化合物よりなる成形体材料の総称．**耐火性**，耐圧性，**耐摩耗性**に優れ，化学的に安定で**生体適合性**も優れている．しかし，**耐衝撃性**は低く脆いのが欠点である．**石膏**，セメント粉末など汎用材料から高純度のファインセラミックスまで各種材料，製品がある．

488 **セルフエッチングプライマー**

self-etching primer

象牙質面を**レジン**との**接着**に適するように改質するために用いられる**プライマー**に酸処理機能をもたせたもの．成分は酸性の**機能性モノマー**と HEMA の組み合わせなど．

489 **繊維強化プラスチック**

せんいきょうか—

fiber-reinforced plastics

ガラス繊維または**炭素繊維**が強化材として配合された合成樹脂（プラスチック）で，英文の頭文字をとって FRP と称される．繊維の混入方法には細かく切断した繊維を均一にまぶす方法と，繊維に方向性をもたせたままプラスチックに浸潤させる方法がある．軽量かつ比較的高強度で**審美性**もよいため，ガラス繊維で強化したレジンポストやコアに用いられている．

490 **せん断応力**　—だんおうりょく

shear stress

材料がねじられたり，材料の一部が他の部分に対してすべるときに起こる**変形**に抵抗して材料内部に生じる**応力**．断面に平行に作用する外力を断面積で除した値で表す．単位：Pa

491 **せん断試験**　—だんしけん

shear test

材料に負荷したせん断力に対する**変形**・破壊挙動を調べることを目的とした試験．

492 **せん断接着強さ** —だんせっちゃくつよ—
shear bond strength

せん断試験により求めた**接着強さ**で，**せん断強さ**を接着強度の指標としたもの．接着面積を規定して**接着**したものを試験片とし，接着面と平行で反対方向の**荷重**を接着面がせん断破壊するように負荷する．破断までの最大荷重を被着面積で除した値．$\tau = P/S$ ただし，τ：せん断強さ，P：破断荷重，S：被着面積．単位：Pa

493 **せん断強さ** —だんづよ—
shear strength

〔同義語〕せん断強度

同種または異種の物体を，面積を規定して**接合**・結合・合着・**接着**し，その面に平行かつ逆向きの力（せん断力）を負荷して破壊したときの最大荷重を，断面積で除した値．

494 **線膨張** せんぼうちょう
linear expansion

物質が膨張するときの物質の特定方向での長さの変化．体膨張は体積変化を伴う三次元的な現象であるが，線膨張は長さの変化を示す．補綴装置や修復物の**寸法精度**の解析において**線膨張係数**は重要な因子である．

495 **線膨張係数** せんぼうちょうけいすう
coefficient of linear expansion

熱膨張における物質の温度が 1℃上昇したときの長さの変化率．温度上昇（ΔT）による物質のもとの長さ（l_0）からの**伸び**（Δl）は，$\Delta l = \alpha \cdot \Delta T \cdot l_0$ で表され，このときの比例定数 α が線膨張係数となる．慣例的に $\times 10^{-6}$ で表記する．

496 **全率固溶体** ぜんりつこようたい
complete solid solution

二成分系の**合金**において，すべての組成比について**固溶体**をつくる合金．例：Au-Ag，Ni-Cu

そ

497 **操作時間** そうさじかん
working time

材料の状態が変わる前に，ある目的を果たすための操作が可能な時間．**印象材**，セメント，**コンポジットレジン**，**石膏**，埋没材，**歯科用アマルガム**などは粉液の練和操作によって目的に応じた機能を示すようになる．このような練和や**成形修復材**などの処理に要する時間なども操作時間に含まれる．

498 **走査電子顕微鏡**
そうさでんしけんびきょう
scanning electron microscope

電子線を試料の表面上で走査し，そこから得られる二次電子や反射電子を検出し，画像に変換して観察する顕微鏡．分解能が高く，焦点深度が大きいため，光学顕微鏡よりも高倍率で三次元的な表面構造を観察することができる．英語の頭文字から SEM と略称される．

499 **相転移** そうてんい
phase transition

〔同義語〕相変態

物質の状態（相）が温度，圧力，組成によって別の状態（相）に変化すること．大気圧において，水は温度を上げることによって氷(固相)－水(液相)－水蒸気(気相）の順に状態が変化する．そのような状態変化が相転移である．**金属材料**の場合には，同義語である「相変態」が用いられる．**合金**では，固相であっても温度変化によって相変態を起こすものが多く，**時効硬化**に利用される**規則−不規則変態**もその一例である．

500 即時重合レジン　そくじじゅうごう―
self-cured resin
〔同義語〕常温重合レジン
常温重合レジンのうち臨床の場で暫間被覆冠の作製や義歯の修理などに用いられるものをこのようによぶことがある．

501 促進剤　そくしんざい
accelerator
化学反応を促進するために用いられる物質．**石膏**の硬化を促進する無機塩類や常温重合アクリルレジンの重合反応を促進する芳香族第３級アミンなどが該当する．後者は重合反応を促進するので，**重合促進剤**とよばれる．

502 組織反応　そしきはんのう
tissue reaction
材料に対する生体組織の反応．炎症，発熱などの生体防御反応や，貪食，タンパク質吸着などの異物反応がある．長期的には，腫瘍形成，カプセル化，石灰化などの反応や，組織の過剰形成や吸収が起こる場合もある．

503 疎水性　そすいせい
hydrophobicity
〔対義語〕親水性
油などにはなじむが，水とは反発して水をはじく性質．長鎖アルキル基，フェニル基などの炭化水素基は疎水性を示す．レジン系材料の**吸水性**を低下させる．

504 塑性　そせい
plasticity
材料が**塑性変形**を示す性質．塑性には，**展性**，**延性**，そして**超塑性**も含まれる．

505 塑性加工　そせいかこう
plastic working
材料の一部または全部に**塑性変形**を与えて，要求された形状と寸法の製品を得る加工法．金属の**再結晶温度**以上で行う**熱間加工**と再結晶温度以下で行う**冷間加工**がある．鍛造，押出し，引抜き，**圧延**，プレス加工などがある．

506 塑性変形　そせいへんけい
plastic deformation
〔同義語〕永久変形
外力を取り除いてももとに戻らない**変形**．

507 ゾル
sol
〔対義語〕ゲル
コロイド粒子が分散媒中に分散し，**流動性**を示す液体．コロイド溶液ともよばれる．

508 ゾル化　―か
solation
〔対義語〕ゲル化
半固体の**ゲル**が**流動性**を有するゾル状態に変化すること．

た

509 ダイアメトラル引張強さ
―ひっぱりづよ―
diametral tensile strength
円柱状試験片の直径方向に圧縮荷重を負荷し，破断時の最大荷重から求めた**引張強さ**．試験片破断時に荷重軸に対して垂直に発生する最大引張応力に相当する．間接引張強さともよばれる．$\sigma_{dt}=2P/\pi\cdot d\cdot l$　ただし，σ_{dt}：ダイアメトラル引張強さ，P：最大荷重，d：試験片の直径，l：試験片の長さ．**引張試験**がむずかしい**脆性材料**では，この方法により引張強さを求める．単位：Pa

510 **耐火材**　たいかざい
refractory material
高温に耐えうる材料．埋没材の基材として用いられ，成分としては**シリカ**，**アルミナ**，**マグネシア**などがある．歯科用埋没材の耐火材としての重要な役割は**耐火性**だけでなく加熱時に膨張することである．歯科で耐火材として使用されるのは主にシリカの**クリストバライト**と**石英**である．**チタン鋳造**では，シリカがチタンと高温で反応するため，アルミナ，マグネシアが耐火材として用いられている．

511 **耐火性**　たいかせい
refractoriness
〔同義語〕耐熱性
火や高温の雰囲気中に置かれた材料が融解や燃焼などをしにくい，すなわち，物理・化学的に変化しにくい性質．火熱に耐えられる性質．歯科鋳造に用いる**リングライナー**や，**鋳型**の作製および**ろう付け**に用いる埋没材には耐火性が要求される．**耐火材**として**シリカ**（**石英**，**クリストバライト**など），**アルミナ**，**マグネシア**などが用いられる．

512 **耐火模型材**　たいかもけいざい
model investment
〔同義語〕模型用埋没材，模型用鋳型材，型ごと埋没材
模型と**鋳型**の両方を作製する目的に用いられる材料．クラスプ，バーおよび床を鋳造する場合，これらはパターンの薄さから通常の**埋没法**では**変形**が危惧される．そのため，**ワックスパターン**を作製した模型をそのまま**埋没**し，変形を防ぐ方法が採られる．これを**型ごと埋没法**といい，用いられる埋没材を耐火模型材という．

513 **大気焼成**　たいきしょうせい
atmospheric firing
大気圧下で**陶材**を**焼成**する操作．焼成の初期段階の低温素焼と最終段階の仕上げ焼成は，大気焼成で行われる．

514 **耐酸性**　たいさんせい
acid resistance
酸の作用に侵されにくい性質．金属では酸による腐食作用に抵抗すること．う蝕を防ぐ目的で，耐酸性の高い**フルオロアパタイト**を歯質表面に導入するため，フッ化物が配合された**コンポジットレジン**や**グラスアイオノマーセメント**が歯の修復に用いられている．

515 **耐衝撃性**　たいしょうげきせい
impact resistance
衝撃力に対する抵抗性．衝撃力を作用させたときの材料が破壊されるのに要するエネルギーで表される．シャルピーあるいは**アイゾット衝撃試験**で評価される．

516 **退色**　たいしょく
color fading
色が薄れるまたはあせることを含む色の変化．**彩度**が小さくなり，さらに**明度**が大きくなることが多い．

517 **耐食性**　たいしょくせい
corrosion resistance
〔同義語〕耐蝕性
金属が気体もしくは液体中で**腐食**に抵抗する性質．

518 **体心立方格子**　たいしんりっぽうこうし
body centered cubic lattice
立方体の八つの頂点と中心に格子点のある**単位格子**．例：Ba，Cr，Mo

519 **耐水性**　たいすいせい
hydrolytic stability
水の作用に対して材料の物性が劣化しにくい性質．レジン系修復物は**陶材**や金属に比べて耐水性に劣るが，**疎水性**のベンゼン環や長鎖アルキル基をモノマーに導入すると，**レジン**の耐水性は向上する．

520 **体積収縮率**　たいせきしゅうしゅくりつ
percentage of cubical shrinkage
物質の体積が温度変化や化学反応に伴って収縮する割合．体積収縮には歯科鋳造での**合金**の**鋳造収縮**，成形修復用および義歯床用高分子材料の重合時に生じる**重合収縮**，高温で成形した材料が室温まで冷却されて生じる**熱収縮**，歯科用陶材の**焼成収縮**などがある．

521 **体積膨張係数**
たいせきぼうちょうけいすう
coefficient of cubical expansion
〔同義語〕体膨張系数
物質の 1℃の温度変化に伴う体積変化の割合．慣例として$\times 10^{-6}$でそろえて表記する．一般に，等方性物質では体積膨張係数（β）と**線膨張係数**（α）の間に$\beta = 3\alpha$が近似的に成立する．

522 **ダイナミック印象材**
—いんしょうざい
dynamic impression material
〔同義語〕動的印象材，機能印象材
既製の義歯（あるいはこれから製作しようとする義歯）が機能している義歯床下粘膜の状態を印象採得するため（ダイナミック印象）に用いられる**印象材**．既製の義歯の粘膜面に塗りつけて印象採得したり，個人トレーに盛って加圧下で印象採得するなど，さまざまな方法で用いられる．義歯床下粘膜の印象を動的または機能的に印象採得するために用いられる印象材であることから，動的印象材，機能印象材ともよばれる．

523 **タイプ 1 金合金**　—いちきんごうきん
type 1 gold alloy
四種の**タイプ別金合金**のうち最も軟質な鋳造用金合金．JIS では**耐力** 80 MPa 以上，**伸び** 18％以上と規定されている．単純インレーに使用される．熱処理硬化性はない．

524 **タイプ 3 金合金**　—さんきんごうきん
type 3 gold alloy
四種の**タイプ別金合金**のうち**タイプ 4 金合金**に次いで硬質な鋳造用金合金．JIS では**耐力** 270 MPa 以上，**伸び** 5％以上と規定されている．クラウン，ブリッジをはじめとして広い用途に用いられる．ほとんどの市販製品は熱処理硬化性を有する．

525 **タイプ 2 金合金**　—にきんごうきん
type 2 gold alloy
四種の**タイプ別金合金**のうち**タイプ 1 金合金**に次いで軟質の鋳造用金合金．JIS では**耐力** 180 MPa 以上，**伸び** 10％以上と規定されている．インレーやアンレーおよび肉厚のフルクラウンに使用される．一般に熱処理硬化性はない．

526 **タイプ別金合金**　—べつきんごうきん
dental gold alloy by type
JIS に規定された鋳造用金合金．金を 65％以上で，金および白金族元素の合計を 75％以上含む．タイプ 1 〜 4 の四種類に**耐力**や**伸び**などで分類される．**機械的性質**や**耐食性**に優れ，歯科用合金として有用である．

527 **タイプ 4 金合金**　—よんきんごうきん
type 4 gold alloy
四種の**タイプ別金合金**のうち最も硬質な鋳造用金合金．JIS では**耐力** 300 MPa

以上，**伸び** 10%以上と規定されている．**硬化熱処理**した場合は耐力 450 MPa 以上，伸び 3%以上と規定されている．クラスプ，義歯床，バーなど比較的大きな外力を受ける修復物に使用される．熱処理硬化性を有する．

528 **耐変色性** たいへんしょくせい
tarnish resistance

変色に対する抵抗性のこと．とくに歯科用金属は口腔内という湿潤環境下におかれているため，金属は**腐食**されやすい．腐食反応の進行に伴って**腐食生成物**が金属表面に生成する場合は，変色が生じることもある．**銀合金**では耐硫化性を改善するため，パラジウムやスズ，インジウムを添加して，変色を防止している．

529 **耐摩耗性** たいまもうせい
wear resistance

摩耗に対する抵抗性．摩耗量，摩耗率，比摩耗量，相対比摩耗率，摩耗長さや摩耗深さで表される．対合歯の材料として異なるものが使われると，軟らかいほうが一方的に摩耗する．経験的に，摩耗量は摩擦距離と**荷重**に比例し，軟らかいほうの**硬さ**に反比例する．耐摩耗性は，軟らかい**高分子材料**は低く，硬い金属や**セラミックス**は高い．

530 **ダイヤモンドディスク**
diamond disc, diamond disk

片面または両面にダイヤモンド砥粒を電着した円盤状の回転研削工具．以前は**マイクロモーターハンドピース**に取り付けて隣接面の形成に使用されていたが，**ダイヤモンドポイント**を利用した高速研削が広く普及した現在では，主に技工に使用されている．

531 **ダイヤモンドペースト**
diamond paste

微粒子のダイヤモンド砥粒をペースト状にしたもの．**硬さ**の大きい**陶材**の**仕上げ研磨**などに使用される．

532 **ダイヤモンドホイール**
diamond wheel

周縁部にダイヤモンド砥粒を電着した車輪状の研削工具．直径が大きく多量研削が可能である．**ダイヤモンドディスク**と同様に**マンドレール**に装着し，**陶材**の形態修正に使用される．

533 **ダイヤモンドポイント**
diamond point

金属製の軸表面にダイヤモンド砥粒を強固に電着した研削工具．研削効率が大きく，エナメル質の**研削**に適している．

534 **耐力** たいりょく
proof stress

明確な**降伏点**を示さない材料に対して，通常は 0.2%の**永久ひずみ**を生じるときの**応力**をもって降伏点に代え定義された応力．単位：Pa

535 **ダイレクトボンディング**
direct bonding

矯正用ブラケットなどを矯正用バンドを介さずに**接着材**を使用して歯面に直接的に**接着**させる操作．

536 **多官能性モノマー** たかんのうせい—
polyfunctional monomer

〔同義語〕多官能モノマー
一分子内に反応性基を 2 個以上有し，反応時の結合手の数が 3 個以上となるモノマー．**重合**により三次元網目構造を形成し熱硬化性高分子となる．Bis-GMA，UDMA，TEGDMA などがある．

537 **多結晶体**　たけっしょうたい
polycrystal
〔同義語〕多結晶，〔対義語〕単結晶
微細な同種結晶がランダムな方位で多数集合した結晶体のこと．多結晶体を構成している個々の**単結晶**を**結晶粒**，その境界を**結晶粒界**とよんでいる．一般の歯科用合金の**鋳造体**は，多結晶体である．

538 **多相合金**　たそうごうきん
multi-phase alloy
二相以上の混合物からなる**合金**．凝固時に複数の相が晶出する合金や，固相での析出により複数の相が出現する合金がある．

539 **脱酸剤**　だっさんざい
deoxidizer
〔同義語〕脱酸材
鋳造や**ろう付け**では，融解した合金元素が大気中の酸素と容易に反応するため，**合金**本来の性能が得られないことが多い．脱酸剤とは，合金の融解中に優先的に酸化することによって，主要な合金元素の酸化を抑える微量添加元素のこと．亜鉛やマグネシウムなどの酸化しやすい元素が脱酸剤として用いられている．

540 **たわみ**
deflection
棒状の物体に**荷重**が作用したとき，その中心軸に対して垂直な方向に生じる変位．たわみの大きさは使用される材料の性質以外に棒を支える条件，荷重条件，そして棒の断面形状や寸法に依存する．単位：mm

541 **単位格子**　たんいこうし
unit cell
〔同義語〕単位胞
結晶の格子点が構成する平行六面体のうちで，結晶の基本単位として選ばれたもの．単位胞ともいう．単位格子の三つの稜を三つのベクトルで表したものを基本ベクトルといい，この三つのベクトルの大きさとそれぞれのベクトルがなす三つの角からなる六つの定数を**格子定数**という．

542 **炭化ケイ素**　たんか―そ
silicon carbide
〔同義語〕シリコンカーバイド，カーボランダム
炭素とケイ素の化合物．カーボランダムともいう．化学式は SiC．**研磨材**，**研削材**として用いられている．

543 **炭化物**　たんかぶつ
carbide
炭素と他の元素との化合物．**炭化ケイ素**や**タングステンカーバイド**が**歯科材料**として用いられている．

544 **タングステンカーバイド**
tungsten carbide
タングステンの**炭化物**．化学式は WC．硬質工具として用いる．コバルトの粉末とともに形態を整えてから**焼結**し，刃をつけたものが**タングステンカーバイドバー**に用いられる．

545 **タングステンカーバイドバー**
tungsten carbide bur
超硬合金である**タングステンカーバイド**製の刃部を鋼製の柄に**ろう付け**した高速切削用バー．スチールバーに比べて切削効率，**耐火性**にすぐれている．

546 **単結晶**　たんけっしょう
single crystal
〔対義語〕多結晶
同一の**結晶構造**を有し，結晶軸の方向が同じである一つの**結晶**のこと．単結晶が集合した組織は**多結晶体**とよばれる．単結晶では**結晶粒界**が存在しないことか

ら，多結晶体とは異なる性質を示すことがある．金属では単結晶の方が**耐食性**が高く，強度は低い．

547 炭酸アパタイト たんさん―
carbonate apatite
生体骨の無機主成分であり化学式は $Ca_{10-a}(PO_4)_{6-b}(CO_3)_c(OH)_{2-d}$．水酸アパタイトのAサイト（水酸基サイト）を炭酸基が置換したAタイプ炭酸アパタイトとBサイト（リン酸基サイト）を炭酸基が置換したBタイプ炭酸アパタイトが存在する．骨は主にBタイプ炭酸アパタイト．

548 炭酸ガスレーザー たんさん―
carbon dioxide laser
〔同義語〕CO_2 レーザー
気体レーザー（ガスレーザー）の一種で，炭酸ガスを用いて発生する**レーザー**（波長：10.6 μm）．軟組織の切開・切除あるいは止血に用いられる．熱エネルギーは他のレーザーより大きいが，水に吸収されやすく，生体組織に対する安全性が高い．

549 炭酸カルシウム たんさん―
calcium carbonate
天然には方解石として存在する．化学式は $CaCO_3$．水に溶けにくく，**縮合型シリコーンゴム印象材**の**フィラー**や歯磨材の研磨砥粒として用いられている．

550 炭酸ナトリウム たんさん―
sodium carbonate
〔同義語〕炭酸ソーダ
炭酸ソーダともよばれる．化学式は Na_2CO_3．白色の粉末．**アルジネート印象材**の**硬化遅延剤**として用いられる．

551 弾性 だんせい
elasticity
外力によって**変形**した材料が，その変形をもとに戻そうとする性質．

552 弾性印象材 だんせいいんしょうざい
elastic impression material
硬化体がゴムのような**弾性**を有する**印象材**．有歯顎，アンダーカット部の印象採得などに使用される．**ハイドロコロイド印象材**（アルジネート，寒天）と**ゴム質印象材**（シリコーンゴム，ポリエーテルゴム）に分類される．

553 弾性回復 だんせいかいふく
elastic recovery
外力を加えて**変形**させた物体から外力を除くともとの形状に戻る現象．粘弾性体では，外力を除いてもすぐにもとに戻らず，時間をかけて徐々に戻る（弾性余効）現象も弾性回復とよばれる．

554 弾性係数 だんせいけいすう
elastic modulus
〔同義語〕弾性率
単軸応力の下では，材料の**応力**と**ひずみ**が，弾性変形範囲では比例関係にある．その比例定数．単位：Pa

555 弾性限 だんせいげん
elastic limit
〔同義語〕弾性限度
引張試験において，**荷重**を除荷したときに**永久ひずみ**が生じない負荷応力の上限値．単位：Pa．永久ひずみがゼロであることを測定するのは困難なため，実用上は**耐力**で代替することが多い．

556 弾性変形 だんせいへんけい
elastic deformation
材料に外力を加えたときに起こる**変形**のうち，外力を取り除くとただちにもとに戻る変形．

557 炭素鋼 たんそこう
carbon steel
鉄に炭素を添加した**鋼**．マンガンやアルミニウムなどの微量元素を含むことが多い．**熱処理**によって**マルテンサイト**を生じ，加熱温度や冷却速度などの変化によって多様な性質の材料を得ることができる．

558 **炭素繊維**　たんそせんい
carbon fiber
〔同義語〕カーボン繊維
炭素含有量90％以上（質量比）の繊維．アクリル繊維，レーヨン，ピッチ繊維を200～400℃の空気中で熱酸化架橋反応させ，次いで800～1,500℃の窒素中で**熱処理**すると炭素含有量90～95％の繊維が得られる．さらに2,000℃以上で熱処理すると炭素含有量99.9％以上の黒鉛化した繊維となる．**引張強さ**0.5～6 GPaで，繊維強化複合材料に用いられる．歯科領域ではポスト用の材料として使用される．また，**ガラス繊維**と同様にメタルフリーのブリッジでポンティック部の補強材としても用いられる．

559 **担体**　たんたい
①scaffold，②carrier
①scaffold：再生医療において，目的の形状を得るために細胞の足場とする人工材料．治癒過程で生体に吸収されていく材料と，吸収 / 排除されずにその場で同化されていく材料がある．
②carrier：抗体と特異的に反応する低分子物質（ハプテン）は，それ自体では免疫原性をもたないが，タンパク質や糖などの高分子と結合させると，そのハプテンと特異的に反応する抗体を産生し，免疫原性を付与することができる．このようなタンパク質や糖のこと．

560 **ダンマー**
dammar
フタバガキ科の天然樹脂．**融点**84～86℃．パラフィンに添加すると粘り強さを増し，表面を滑沢にして光沢を与える．

561 **タンマンの作用限**　—さようげん
Tamman's law of reaction limit
〔同義語〕耐酸限
合金に**貴金属**を一定量以上（n/8モル；n＝1～7）添加することで**耐酸性**（**耐食性**）が急激に向上する現象．または，耐酸性（耐食性）が急激に向上する貴金属の添加量のこと．

ち

562 **遅延剤**　ちえんざい
retarder
硬化など材料の状態変化に係る化学反応を遅延するために用いられる**添加剤**．**石膏**の**硬化時間**を延長するために加えられる**ホウ砂**，カルボン酸塩，コロイド類や，**アルジネート印象材**に加えられるピロリン酸ナトリウムなど．

563 **遅延弾性**　ちえんだんせい
delayed elasticity
粘弾性体が示す力学的挙動の一つ．一定の外力を粘弾性体に瞬間的に加えると，**ひずみ**が時間とともに徐々に増大し，ある時間を経過すると平衡値に達する．逆に外力を取り除くと，時間とともに徐々にひずみが回復する現象．

564 **築盛**　ちくせい
building up of porcelain
陶材粉末と蒸留水とを混和したペーストを筆や**スパチュラ**で金属コアやセラミッ

クコアなどに盛り上げる操作．

565 チクソトロピー
thixotropy

〔同義語〕揺変性，チキソトロピー

濃厚なコロイド系の液体を一定のせん断速度で攪拌すると，**流動性**を増し時間とともに**粘度**がある一定値まで低下するか，または，せん断速度を増しながら攪拌すると粘度が低下していく現象．攪拌を停止すれば液体の粘度は徐々に増加し最初の値に戻る．この現象は温度変化を伴わずせん断速度と時間に依存し可逆的に起こる．

566 チゼル
chisel

押す力を利用して歯質を**切削**するノミのような手用切削器具．窩洞形成時の遊離エナメル質の除去や窩底の平滑化，窩縁斜面の付与に使用される．

567 チタニア
titania

〔同義語〕二酸化チタン

化学式はTiO_2．白色の顔料として化粧品や**オペーク陶材**に用いられるほか，近年は光触媒機能を生かした歯質漂白にも用いられている．

568 チタン合金 —ごうきん
titanium alloy

チタンを主成分とする**合金**．チタンは質量あたりの強さ（強さの比）が高く，**貴金属**に匹敵する**耐食性**と高い**生体適合性**をもつ．純チタンでは強さが不足する整形外科用材料などでは，α相中にβ相を析出させた**Ti-6Al-4V 合金**やTi-6Al-7Nb 合金を代表とするα＋β型チタン合金が用いられる．また，**弾性系数**を純チタンより低下させたβ型チタン合金が矯正歯科用線材として用いられる．

569 チタン鋳造 —ちゅうぞう
titanium casting

純チタンおよび**チタン合金**の鋳造の総称．これらの金属は融解温度が高く，また高温で著しい化学反応性を示すことなどから，従来の高温鋳造用の器械や材料では鋳造がむずかしいため，専用器材を必要としている．

570 チタンブレード
titanium blade

骨内インプラントの一種で，薄い板状の構造をもつインプラント下部を全歯槽骨に埋入して支持を得るようにデザインされたチタン製のインプラント．スクリューおよびピンタイプのインプラントに比べ支持面積が大きい利点がある．表面にチタンを溶射して表面積の増大と**表面性状**の改善をはかったものもある．

571 チタン用埋没材 —ようまいぼつざい
investment for titanium alloy

チタンは**融点**が約1,700℃と高く，**シリカ**と反応するため，従来の**リン酸塩系埋没材**では鋳造時に溶湯と**鋳型**が化学反応を起こす．そのため，主に**アルミナ**，**マグネシア**，**ジルコニア**，**カルシア**などが**耐火材**として用いられている．**結合材**としてはリン酸塩のほか，マグネシアセメント，アルミナセメント，**コロイド**などが用いられている．

572 Ti-6Al-4V 合金 ちたんろくあるみよんばなじうむごうきん
titanium-6aluminum-4vanadium alloy

6 mass%のアルミニウムと4 mass%のバナジウムを含む**チタン合金**．**最密六方格子**のα相と**体心立方格子**のβ相の二相混合組織を有しており，**機械的性質**に優れるため，整形外科や歯科領域の**インプラント用材料**として用いられる．

573 **遅発膨張**　ちはつぼうちょう
delayed expansion
〔同義語〕遅延膨張
アマルガムにおいて，成形後に生じる異常な膨張．練和時や塡塞の間に水分で汚染されると，アマルガム中に含まれる亜鉛の電解反応で発生する水素により膨張が生じ，修復物の破損や歯質の破壊などの原因となる．無亜鉛のアマルガム（ノンジンクアマルガム）では遅発膨張は起こらない．

574 **着色**　ちゃくしょく
pigmentation
材料に色を付与すること，もしくは物質に色がつくこと．歯科修復用材料には，**審美性**からそれが用いられる部位の**色調**になるように無機もしくは有機色素を配合してある．歯や修復物・補綴装置は食品中の色素で染められることがある．金属の**腐食**で生成された**腐食生成物**により歯肉に色がつくこともある．

575 **着色剤**　ちゃくしょくざい
coloring agent
〔同義語〕顔料
材料に色をつけるための**添加剤**．**歯科材料**では，水や油などに溶けない顔料（pigment）が着色剤として**義歯床用レジン**やその他の材料に広く利用されている．**陶材**の**色調**を天然歯に調和させるために用いる着色用陶材（stain）には，金属酸化物が着色剤として加えられている．

576 **柱状結晶**　ちゅうじょうけっしょう
columnar crystal
〔同義語〕柱状晶
凝固した金属の表層から内部へ柱状に並んだ細長い**結晶**．鋳型表面の核から内部の液体に結晶が連続して成長する際に，液相と固相間で物質や熱が急速に移動しない場合に柱状結晶となり，移動が急速である場合は枝分かれした樹枝状結晶となる．

577 **注水冷却**　ちゅうすいれいきゃく
watering refrigeration
口腔内で歯を高速切削する場合に，体温に近い温度の冷却水を注水し，切削器具と歯の硬組織面に発生する摩擦熱を抑える冷却方法．注水は，摩擦熱による歯髄刺激を抑えるほか，切削物の除去や切削効率の向上に寄与する．

578 **鋳接**　ちゅうせつ
cast joining
鋳造と同時に行う接合法．あらかじめ製作しておいた一方の部品（A）に対し，もう一方（B）を直接**ワックスアップ**して，A とともに**埋没**，鋳造する．B が鋳込まれると同時に A と**接合**される．

579 **鋳造圧**　ちゅうぞうあつ
casting pressure
融解金属を鋳型内空洞に鋳込むための圧力．融解金属が鋳型内壁面の抵抗や**背圧**などに打ち勝って流入するために必要である．一般に，所定の鋳造圧に急速に達し，融解金属が凝固するまで圧が持続するのがよいとされる．

580 **鋳造機**　ちゅうぞうき
casting machine
融解金属に**鋳造圧**をかけて**鋳型**に鋳込むための装置．鋳造圧を生じる方式により，基本的には遠心式，加圧式および吸引式に分類されるが，これらが組み合わされている場合もある．**アーク融解**，**高周波融解**などの金属融解装置を組み込んだものもある．

581 **鋳造欠陥**　ちゅうぞうけっかん

casting defect

種々の要因によって**鋳造体**に生じた不具合をさす．鋳造の一連の過程（パターンの作製，**鋳型**の作製，合金融解・鋳込み・凝固など）で，さまざまな欠陥が生じる．代表的な鋳造欠陥としては，①鋳造体内部の不具合（**引け巣**，**ブローホール**），②鋳造体表層の不具合（**鋳肌あれ**，**鋳バリ**，突起），③鋳造体外形の不具合（**変形**，鋳込み不足，**なめられ**）などが挙げられる．

582 **鋳造収縮**　ちゅうぞうしゅうしゅく

casting shrinkage

鋳造により生じる収縮．鋳造収縮は，溶融金属の**熱収縮**と液体から固体に変化する**凝固収縮**，**凝固点**から室温までの熱収縮の総和である．

583 **鋳造収縮補償**

ちゅうぞうしゅうしゅくほしょう

casting shrinkage compensation

所要の寸法の**鋳造体**を製作するために，**鋳造収縮**を補うこと．歯科では一般に埋没材の**硬化膨張**，**加熱膨張**，**吸水膨張**により補償しており，これらの膨張を抑制しないために**鋳造用リング**に**リングライナー**を内張りする方法や**リングレス埋没法**がとられている．

584 **鋳造収縮率**

ちゅうぞうしゅうしゅくりつ

percentage of casting shrinkage

鋳造収縮時での**鋳造体**の原型に対する**寸法変化**の割合．鋳造体の形状や金属の種類によって値は異なってくる．鋳造収縮率には液体から固体に変化する凝固収縮率と**凝固点**から室温までの熱収縮率が大きく寄与する．

585 **鋳造性**　ちゅうぞうせい

castability

融解金属が鋳型内空洞を満たす際の空洞形状再現性．空洞が満たされ，細部まで形状が再現された場合，鋳造性がよいという．融解金属の**流動性**および**鋳型**や雰囲気ガスとの反応性，鋳型の温度や**通気性**，**鋳造圧**など多くの因子に影響される．

586 **鋳造精度**　ちゅうぞうせいど

casting accuracy

鋳造において，原型を基準として得られた**鋳造体**の正確度．**寸法精度**，**変形**，鋳造体の完全性（表面形状など）を包含する．鋳造体の適合性に影響を与える因子の一つである．

587 **鋳造組織**　ちゅうぞうそしき

casting structure

樹枝状晶や共晶組織などの鋳造後に現れる金属の**凝固組織**．一般に**凝固温度範囲**が広い**合金**ほど最初に凝固し始めた部分（初晶）と最終凝固部の組成が異なる**偏析**が生じやすい．偏析を除去するために均質化焼なましなどの**熱処理**が行われる．

588 **鋳造体**　ちゅうぞうたい

casting

〔同義語〕鋳造物

鋳造によって製作された製品．所要の形状の空洞を有する**鋳型**を**耐火材**で製作し，その空洞に融解金属を流し込んでつくられる．元来は金属製であるが，最近は**セラミックス**の鋳造体も製作されている．

589 **鋳造用合金**　ちゅうぞうようごうきん

casting alloy

鋳造により成形するための**合金**．金，銀を主成分とする**貴金属合金**と**コバルトクロム合金**やチタンなどの**卑金属合金**がある．鋳造が行いやすいよう，融解時の**流動性**がよいこと，融解中の酸化が少ないことが求められる．

590 **鋳造用フラックス**　ちゅうぞうよう―
casting flux

鋳造時の金属に用いる融剤．高温で融解し金属表面を覆い，金属の酸化を防止し，**酸化物**を溶解して除去する働きがある．**ホウ砂**を単独で用いる場合もあるが，ホウ酸，**シリカ**などが添加されているものもある．**コバルトクロム合金**や**ニッケルクロム合金**には，クロムの酸化物を除去するためにフッ化物を混合したものもある．

591 **鋳造用埋没材**
ちゅうぞうようまいぼつざい
casting investment

鋳造時にパターンを**埋没**し，**鋳型**とするための材料．主成分である**耐火材**と型を維持するための**結合材**で構成される．耐火材，結合材の種類により呼称が異なり，それらにより多様な鋳造に対応することができる．**鋳造収縮**を補償するために膨張性が必要であり，基本的に**硬化膨張**と**加熱膨張**により補う．

592 **鋳造用リング**　ちゅうぞうよう―
casting ring

ワックスパターンを**埋没**する際に**鋳型**の成形と保持に使用する枠．加熱時の埋没材破壊の保護にもなる．一般に鉄およびステンレス鋼製リングが用いられるが，埋没後にリングの取り外しを行うリングレス埋没には，スリットの入っているプラスチック製が使用される．

593 **中融陶材**　ちゅうゆうとうざい
medium fusing porcelain

〔同義語〕中温焼成陶材

焼成温度が約 1,050 ～ 1,250℃の**陶材**．**長石**，**石英**，**カオリン**を融解した後，急冷（フリッティング）し，さらに微粉砕した**フリット**といわれるものが使用されている．近年は焼成温度の低い陶材が使用されることが多く，あまり使用されていない．

594 **超音波スケーラー**　ちょうおんぱ―
ultrasonic scaler

超音波による振動を利用して，歯石を歯面から剝離または粉砕し除去する装置．手用スケーラーより短時間で容易に行えるが，振動により発熱が生じるため注水が必要である．刃部に相当するチップは歯面を傷つけないように鈍端になっている．

595 **超音波洗浄**　ちょうおんぱせんじょう
ultrasonic cleaning

超音波の振動を液体に伝播させることによって，その液体中に浸漬した器具や試料などを液体の振動力で洗浄すること．直接触れることなく細部まで洗浄できるため，複雑な形状の器具や，表面に傷の付きやすい試料の洗浄に適する．

596 **超硬質石膏**　ちょうこうしつせっこう
high-strength dental stone

硬質石膏に減水剤を加えることで操作性を確保するのに必要な水を減らした**石膏**．**気孔率**が小さいため**圧縮強さ**は歯科用石膏中で最も大きく，**硬化膨張**は最も小さい．また，表面が最も滑沢である．**混水比**は 0.20 ～ 0.26.

597 **長石**　ちょうせき
feldspar

アルミノケイ酸塩．カリ長石もしくは正長石（$K_2O \cdot Al_2O_3 \cdot 6SiO_2$）とソーダ長石（$Na_2O \cdot Al_2O_3 \cdot 6SiO_2$）がある．歯科用陶材の主成分であり，**透明性**を与えている．

598 **超塑性**　ちょうそせい
superplasticity
チタン合金のような**金属材料**に引張の外力を加えたとき，微細な**結晶粒界**の滑りによって，局所的にくびれを生じることなく数百～数千%の大きな**伸び**を示す現象．**結晶粒**が 10 μm 以下に微細化され，粒成長が起こりにくい場合に発現する．アパタイト焼結体のような**無機材料**でも観察される現象である．

599 **超塑性合金**　ちょうそせいごうきん
superplastic alloy
超塑性を示す**合金**．通常の金属では不可能な複雑な**塑性加工**を施すことが可能である．**Ti-6Al-4V 合金**などがある．

600 **超弾性**　ちょうだんせい
superelasticity
形状記憶合金をある温度領域で見かけの降伏応力を超える**応力**で**変形**しても，除荷すると元の形に戻る現象．**ニッケルチタン合金**などで観察されるように，回復する弾性ひずみが 20%にも及ぶために超弾性という．変態擬弾性ともよばれる．

601 **超弾性合金**　ちょうだんせいごうきん
superelastic alloy
通常の弾性変形量（おおむね 1%以下）に比べて，大きな**弾性変形**（10～20%）を示す**合金**．形状記憶合金と同じく**マルテンサイト変態**を示す合金に対する呼称であったが，近年，ゴムメタルと称されるβ型チタン合金も超弾性合金と呼称されることがある．歯科では**矯正用ワイヤー**や根管形成器具などに用いられる．

602 **超弾性ワイヤー**　ちょうだんせい―
superelastic wire
超弾性を示すニッケルチタン合金製のワイヤー．見かけの降伏応力を超えた**応力**を加えて大きな**ひずみ**を与えても，応力を取り除くとひずみはゼロに戻る．この見かけの弾性回復時の応力を利用して**矯正用ワイヤー**として用いられている．

603 **稠度**　ちょうど
consistency
粘り気の強い流動体の**変形**に対する抵抗性．**印象材**や**合着材**では，ガラス板に挟んだ一定量の練和物に一定荷重を負荷し，広がった練和物の平行接線間の最大値と最小値の平均で表す．単位：mm

604 **直接成形法**　ちょくせつせいけいほう
direct restorative method
〔同義語〕直接法，〔対義語〕間接成形法
印象の採得や作業用模型の製作を行うことなく，口腔内で直接歯を修復する方法．コンポジットレジン修復やグラスアイオノマーセメント修復などがある．

つ

605 **通気性**　つうきせい
permeability（of gases）
物質が物理・化学的な影響を受けずに空気やガスなどの気体を通過させる性質．通気度は単位面積を単位時間に通過する気体の量で表す．歯科鋳造では**鋳造圧**により溶湯を細い**スプルー**を通過させて鋳込むため，**鋳型**に通気性が要求される．

606 **つや出し**　―だ―
glazing
〔同義語〕艶出し
①**陶材**の仕上げ焼成時に行う，つや焼き（glazing）．うわ薬を陶材表面に塗布・**焼成**してつやを出す方法と，焼成体を短時間で急速に融解温度付近まで加熱し，表面だけを融解してつやを出す方法（セ

ルフグレージング）がある．②**研磨**(polishing）または**仕上げ研磨**の別称(finishing)．

て

607 低カラット金合金

てい—きんごうきん

low-karat gold alloy

〔同義語〕低金含有金合金

鋳造用では，金の含有量が30％以上，かつ白金族元素との合計が35％以上55％未満の**金合金**．金の含有量が50％以上，かつ白金属元素との合計が55％以上75％未満の金合金を中カラット，それ以上を高カラット金合金という．非鋳造用では，金の含有量が30％以上，かつ白金族元素との合計が35％以上75％未満の金合金をさす．

608 ディギャッシング

degassing

陶材焼付冠（メタルボンドクラウン）製作過程において，**鋳造体**（金属コーピング）に**陶材**を焼き付けるための前処理．金属コーピングを高温，減圧下で加熱し，吸着ガスや陶材との**接着**を阻害する付着物を除去するとともに金属表面に**酸化物**を生成することにより，陶材との結合を促進する．

609 停止反応　ていしはんのう

termination reaction

ラジカル重合の反応機構における段階の一つで，二つの活性分子が直接結合するか，成長中にある一つの連鎖からほかの成長中の連鎖に水素原子が1個移動することにより連鎖反応が停止すること．

610 ディスク

disc, disk

ホイールの厚さを減じた薄い円盤状の研削工具．ディスク面を用いて隣接面の形成に使用される**ダイヤモンドディスク**や，ディスク外周を用いて**鋳造体**の切断に使用される**カーボランダムディスク**，修復物の**研磨**に使用するポリディスクなどがあり，いずれも**マンドレール**に装着して使用する．

611 ティッシュコンディショナー

tissue conditioner

〔同義語〕粘膜調整材

義歯床下の粘膜面の機能的形態回復を目的として，義歯床の粘膜面に裏装する粘弾性材料．

612 低銅型アマルガム用合金

ていどうがた—ようごうきん

low-copper amalgam alloy

〔同義語〕従来型アマルガム合金

銅量が6％以下の**アマルガム用合金**．1977年に**ADA規格**の合金組成の制限が修正され，銅量10％以上のものも用いることができるようになった．このため修正前の規定に合致するアマルガム用合金を低銅型と称し，銅量の多い**合金**を高銅型アマルガム用合金と称する．

613 低融銀合金　ていゆうぎんごうきん

low-fusing silver alloy

液相点が650℃以下の**銀合金**．代表的なものとして**銀スズ合金**と**銀インジウム合金**がある．鋳造に際して専用の**フラックス**を使用し，**鋳型温度**を液相点以下にする必要がある．

614 低融陶材　ていゆうとうざい

low-fusing porcelain

〔同義語〕低温焼成陶材

焼成温度が約1,050℃以下の**陶材**．**長石**，

石英，**カオリン**を融解した後，急冷し，さらに微粉砕した**フリット**といわれるものが使用されている．**中融陶材**と比較して長石の含有率が低く，アルカリ金属の**酸化物**（Na_2O, K_2O など）が多く含まれる．陶材焼付冠用陶材，**オールセラミッククラウン**の歯冠色用陶材またはインレー用陶材として用いられる．

615 **テーパー**
taper
先細りを意味し，太さ，幅，厚さなどが徐々に減少すること．円錐形もテーパーをもつ形状であり，その頂角がテーパー角となる．

616 **適合検査材**　てきごうけんさざい
fitness-test material
歯冠修復物とそれを装着する形成後の歯，あるいは歯型との間に介在させて，歯冠修復物の適合性を調べる材料．シリコーンゴムなどが用いられている．

617 **TEGDMA**　てぐどま
TEGDMA
トリエチレングリコールジメタクリレート（triethyleneglycol dimethacrylate）の略号．ジメタクリレートモノマーの一つで，Bis-GMA などの**粘性**の高いモノマーの希釈に使用される．このため，Bis-GMA や UDMA のようなベースモノマーに対して，希釈モノマーとよばれる．

618 **デュアルキュア**
dual cure
光重合，**化学重合**，**加熱重合**のうち二つの機構を利用した**重合**．

619 **デュアルキュア型レジン**　―がた―
dual-cured resin
デュアルキュアを利用した**レジン**．**レジンセメント**やコア用レジンがあり，照射光が十分届かない懸念がある際に使用される．

620 **電位差**　でんいさ
potential difference
二点間の電位の差．

621 **展延性**　てんえんせい
ductility
〔同義語〕展伸性
金属材料が示す**塑性**の一種．引張力，圧縮力および衝撃力を加えて，材料に**弾性限**を越えた**応力**が発生しても，容易に破壊することなく箔に拡げたり，細く引き伸ばしたりして加工できる性質．純金は展延性に優れた材料として知られている．

622 **電解研磨**　でんかいけんま
electro-polishing
〔同義語〕電気化学的研磨
電解質水溶液中で金属がアノード酸化により溶解することを利用した電気化学的研磨法．電解液（リン酸系水溶液など）中で被研磨物（**コバルトクロム合金**など）をアノードとし，カソードとの間で通電して被研磨物の表面を**研磨**する操作．

623 **添加元素**　てんかげんそ
additive element
合金化するためのもとになる金属（母金属あるいは母合金）に加える元素．金-銀-銅-亜鉛を組成とする**金合金**では，母金属が金，添加元素が銀，銅，亜鉛となる．

624 **添加剤**　てんかざい
additive agent
材料の性質を変えたり，特定の性質を付与するために加える物質．**石膏**や**印象材**の**硬化速度**を変化させる**促進剤**や**遅延剤**も添加剤の一つである．

625 電気化学的腐食
でんきかがくてきふしょく
electrochemical corrosion

金属が電解質溶液中でアノードとカソードからなる腐食電池を形成し，**腐食**する現象．アノードとカソードは，金属側の不均一（粒内と粒界，欠陥の存在，**残留応力**の存在，異種金属の接触）と環境側の不均一（酸素濃度，塩化物イオン濃度，pH の違い）によって形成される．**湿食**だけでなく**乾食**（高温酸化）も電気化学的な機構で腐食する場合が多い．

626 電気伝導度 でんきでんどうど
electric conductivity

〔同義語〕電気伝導率，電導率，導電率
物質の電気を通すことができる尺度．単位：μS/cm．電極間の距離が 1 cm の電気抵抗値はΩ cm で表し，その逆数の値を比電気伝導率という．

627 電気メス でんき—
electric knife

〔同義語〕高周波電気メス
高周波電流（500 kHz ～ 3 MHz）を使用し，生体組織の切開や止血凝固に用いる外科用手術道具．基本構造は電流発生装置，メス先電極，患者の体表に密着させる対極板からなる．切開時の出血や術後の疼痛が少なく，同一機械で切開と止血凝固が行える利点をもつ．

628 電気めっき でんき—
electroplating

耐食性や**表面性状**の改善のために金属表面や非金属材料表面に金属被膜を電気化学的に密着被覆させる表面処理方法の一つ．**被膜**を被覆する金属をアノードに，被覆される材料をカソードに接続し，電解液中で通電し金属被膜を形成させる．

629 電気炉 でんきろ
electric furnace

電気を熱源にした加熱炉．**ワックスパターン**の焼却と**鋳型**の加熱および**陶材**の**焼成**などに使用される．近年の製品はコンピュータ制御により加熱速度や時間，温度の設定・管理が容易にできる．

630 電子顕微鏡 でんしけんびきょう
electron microscope

試料に電子線をあてて組織・表面構造を観察する顕微鏡．透過電子を検出して切片組織を観察する透過型と，二次電子あるいは反射電子を検出して表面構造を観察する走査型とがある．光学顕微鏡と比較して分解能が高く，微細な組織・構造の強拡大像が得られる．

631 展性 てんせい
malleability

弾性限を超えた**圧縮応力**を材料に作用させたとき，破断しないで箔または板に広がる性質．**塑性**の一種である．純金は展性が最も大きい金属である．

632 電析処理 でんせきしょり
electrodeposition

電解により特定の物質が電極表面に析出されることを利用して，金属表面にスズなどを析出させ金属被膜を作製する表面処理方法．

633 電鋳 でんちゅう
electroforming

電解によりある特定の物質を電極表面に付着させる原理を利用して，**鋳型**から鋳物をつくるように原型と同じものを複製する方法．

634 デンティン陶材 —とうざい
dentin porcelain

象牙質の**色調**を出すための**陶材**．デンティン陶材の上に**透明性**の高い**エナメル**

陶材を**築盛**するため，色調をほぼ決定する役割を果たす．**陶材焼付冠**，**オールセラミッククラウン**，ラミネートベニアなどに用いられる．

635 **電動歯ブラシ**　でんどうは―

powered tooth brush

電気を動力源とするブラシヘッドの運動によって歯面を清掃する歯ブラシ．運動様式には，往復運動，回転運動，音波または超音波振動などがある．

636 **点溶接**　てんようせつ

spot welding

〔同義語〕スポット溶接

金属の電気抵抗を利用して，局所に大電流を瞬間的に通電し**溶接**する方法．電気抵抗の大きい**ステンレス鋼**や**コバルトクロム合金**の溶接に適している．局部的に溶接されるため，矯正用バンドと**矯正用ブラケット**の溶接などに用いられる．

と

637 **透過性**　とうかせい

permeability

膜（隔膜）が流体，溶質など微小な物質を透過させる性質．濃度の異なる二つの気体や液体が隔膜を境として接したとき，両者の濃度が平均化するのは，隔膜の透過性によるが，半透膜などでは，成分によって透過性に差異がある．

638 **銅合金**　どうごうきん

copper alloy

銅を主成分とする**合金**．銅は熱・電気伝導性，加工性に優れ，**卑金属**のなかでは**耐食性**が高く，かつ安価であることから工業用として重要な材料である．黄銅（Cu–Zn），青銅（Cu–Sn），アルミニウム青銅（Cu–Al），リン青銅（Cu–Sn–P），洋白（Cu–Ni）などがあり，鋳造用，**加工用合金**として用いられる．歯科用としては洋白系合金やアルミニウム青銅がわずかに用いられている．

639 **陶材**　とうざい

porcelain

陶材焼付冠，オールセラミッククラウンなどの歯冠修復用材料や義歯の**人工歯**に用いられる**セラミックス**．**長石**を主成分とし，**石英**，**カオリン**などを含む．陶材粉末を水と**練和**したペーストを必要な形態に**築盛**し，**焼成**する．天然歯に類似した**色調**，**透明性**をもち，化学的安定性，生体適合性に優れる．硬く圧縮力に対しては強いが，曲げ力，引張力および衝撃力に対しては弱く，脆い材料である．

640 **陶材焼成**　とうざいしょうせい

porcelain firing

陶材粉末と蒸留水とを混和したペーストを**築盛**し，コンデンス後に炉内で高温にして焼き固める操作．**陶材の焼成**は，炉内で低温素焼，中温素焼，高温素焼および仕上げ焼成の一連の過程を経て行われる．

641 **陶材焼成炉**　とうざいしょうせいろ

porcelain furnace

陶材焼成を行う**電気炉**．ヒーター線には白金線または白金ロジウム線を用い，**焼成温度**，昇温速度，焼成時間などは自動制御されているものが多い．**真空焼成**と**大気焼成**が可能である．

642 **陶材焼付**　とうざいやきつけ

porcelain fused to metal

陶材を金属コーピングに焼き付ける操作．**審美性**は陶材，強さは金属コーピングが担う．陶材と金属コーピングは化学的に結合する．

643 陶材焼付冠
とうざいやきつけかん
porcelain fused to metal crown
〔同義語〕陶材焼付鋳造冠，メタルボンドクラウン
金属コアに長石質陶材を焼き付けたクラウン．メタルボンドクラウンあるいはPFM（Porcelain Fused to Metal）と略される．

644 陶材焼付用合金
とうざいやきつけようごうきん
alloy for porcelain bonding
〔同義語〕焼付用合金，陶材焼付合金
陶材焼付冠において，**陶材**を焼き付けるための**合金**で貴金属系と卑金属系の合金がある．通常の**鋳造用合金**の特性に加えて，陶材との**ぬれ性**，陶材焼付時に軟化しない高い**固相点**および**液相点**，陶材と同程度の**熱膨張係数**，陶材と化学的に結合するための表面酸化物層をもつことなどが求められる．

645 陶歯　とうし
porcelain tooth
陶材で作製された**人工歯**．義歯床用の人工歯が主な用途であるが，クラウンブリッジ用の陶歯もある．**耐摩耗性**に優れ，**吸水性**がない，**変色**，変質しにくいなどの点が**レジン歯**より優れている．義歯床の**レジン**と化学的に結合しないので，維持のための構造としてピンや維持孔が必要となる．**高融陶材**が主に用いられる．

646 等軸晶　とうじくしょう
isometric crystal
立方体の八つの頂点を格子点にもつ**結晶**．立方晶ともよばれる．単純立方格子，**面心立方格子**，**体心立方格子**がこの結晶系に含まれる．また結晶格子ではないが，金属の融液中の核から凝固する結晶のことを**柱状結晶**と対比して等軸晶と称する．

647 等電点　とうでんてん
isoelectric point
水溶液中の両性電解質（酸性と塩基性の両性質をもつ電解質）の荷電の代数和が0になるときの水素イオン濃度（pH）をいう．これを境に，高pH側では負，低pH側では正の電荷を帯びる．一般に細菌などは等電点が7より小さく，中性付近では負に帯電している．

648 透明性　とうめいせい
transparency
〔同義語〕光透過性
一般に，物質が可視領域の光線を吸収や散乱せずに透過する性質をいう．透明性のある物質は，その向こう側を見通すことが可能である．

649 透明度　とうめいど
transparency rate
湖沼などの透明度が白色円板を用いて測定されているが，歯科では審美的修復材料の**透明性**の程度が問題となる．その評価のため，一定の厚さの試料について，可視光線透過率，**不透明度**（コントラスト比），ヘーズ（曇り度），透光性パラメーター（translucency parameter; TP）などが測定されている．ヘーズは全光線透過率に対する拡散光線透過率の比である．TP値は，$L^*a^*b^*$表色系における試料の黒色背景（B）と白色背景（W）との**色差**に相当する．なお，不透明度とヘーズは値が小さいほど透明性が高い．

650 トリジマイト
tridymite
シリカの同素体．化学式はSiO_2．加熱すると，低温型から高温型に105～160℃付近で**変態**するが，このとき体積

が膨張する．

651 トリ-*n*-ブチルボラン　―のるまる―
tri-normal-butylborane
〔同義語〕TBB
メチルメタクリレート系常温重合レジンの**重合開始剤**の一種．空気中の酸素と反応してフリーラジカルを生成し，**重合**が開始される．TBB と略される．

652 砥粒　とりゅう
abrasive particle
研削・研磨用の粒子．焼結体として，または適切なバインダーで**ディスク**やポイントに結合させたものや，適切な媒質と混合したペーストまたはスティック状のもの，粒子のまま**サンドブラスト**やバレル研磨に用いられるものなどがある．ダイヤモンド，**炭化ケイ素**，**シリカ**，酸化鉄，**酸化クロム**，**酸化亜鉛**，**アルミナ**などの微粉末が用いられる．

653 トルク
torque
〔同義語〕回転モーメント
物体に回転力が働くとき，その力と腕の長さ（距離）の積で表されるモーメント．単位：N·m．技工用エンジンはトルクが大きいため，強く押し付けて切削・研削・研磨作業が可能である．診療用の**エアタービン**はトルクが小さいために軽荷重を要求されるが，回転数が大きいために切れ味が良い．

654 トレーコンパウンド
tray compound
個人トレーを作製するための**熱可塑性材料**．**モデリングコンパウンド**の一種．トレーの**変形**を防ぐために**軟化温度**が高く，硬質である．

655 トレー用レジン　―よう―
tray resin
個人トレーを作製するために使用される常温重合アクリルレジン．

な

656 内側性修復物
ないそくせいしゅうふくぶつ
internal restoration
〔対義語〕外側性修復物
歯に形成した窩洞に詰めて塞ぐ形態の修復物．インレーがこれに相当する．

657 内部エネルギー　ないぶ―
internal energy
物質の保有するエネルギーのうち，力学的エネルギー（運動エネルギーと位置エネルギー）を差し引いた，その物質に固有のエネルギーをいい，熱力学的関数の一つである．単位：J/mol．内部エネルギーは物質を構成する原子や分子などの有するエネルギーの総和である．

658 内部応力　ないぶおうりょく
internal stress
材料に外力が作用することなく材料内部に発生する**応力**．**レジン**の**重合収縮**や**ワックス**の温度変化に伴う**熱収縮**が拘束された状態で内部応力は発生する．とくに温度変化に伴って発生する内部応力は**熱応力**とよばれる．これらの内部応力は材料の**変形**の潜在的な原因となり，修復物や補綴装置の適合性に影響することがある．

659 内部気泡　ないぶきほう
internal porosity
物質内に取り込まれた空気やガスなどにより形成された気泡．印象，石膏模型，レジン床，レジン系修復物，**鋳型**，陶材焼成体，**鋳造体**などに生じる内部気泡の成因は多様であるが，一般に，内部気泡の存在は**機械的性質**，**物理的性質**，**審美性**などに悪影響を及ぼす．

660 内分泌攪乱化学物質
ないぶんぴつかくらんかがくぶっしつ
endocrine disruptors,
endocrine disrupting chemicals

〔同義語〕環境ホルモン
生体の恒常性の維持に関与するホルモンなどの本来の作用を妨げ，生殖機能，発達などに影響を与える外来物質．環境ホルモンともいわれる．**歯科材料**としては，Bis-GMA 系レジンや**ポリカーボネート樹脂**から**溶出**する**ビスフェノール A** に内分泌攪乱作用が疑われるが，溶出量は非常に微量であり，リスクはほとんどないと考えられている．

661 流し込み法 なが―こ―ほう
pouring technique

流動性のあるスラリー状のレジン粉液混和物を流し込んで型内に充塡・**重合**する方法．**即時重合レジン**が使用され，型には**石膏**，シリコーンゴム，寒天などが用いられる．

662 流し込みレジン なが―こ―
pour resin

流し込み法で義歯床を製作するために用いられる**常温重合レジン**．加熱重合型に比べ**粉液比**が小さく，粉液混和物の**流動性**が高いため，型への流し込みが容易である．加圧器内で加圧および加温しながら**重合**する．

663 ナノフィラー
nano filler

約 1/1000〜1/100 μm (=1〜10 nm)の，ナノメーター（nm）級の粒子径を有する**フィラー**．通常，数 10 nm のものが多い．

664 なめられ
rounded casting

鋭利な形状の辺縁などが再現されずに丸みを帯びる**鋳造欠陥**．

665 軟化圧接法 なんかあっせつほう
pattern forming technique by softened wax

適温に加熱して**可塑性**をもたせた**ワックス**を窩洞，支台歯あるいはそれらの模型に押しつけて**ワックスパターン**を製作する方法．

666 軟化温度 なんかおんど
softening temperature

〔同義語〕軟化点
ワックスや**レジン**などの非晶質物質において，加熱により著しい**変形**や軟化が始まる温度．単位：℃．物質や用途により種々の規格化された測定法が存在する．

667 軟化熱処理 なんかねつしょり
softening heat treatment

均一で軟質な**固溶体**とするために，**合金**を高温で均一に加熱したのち，急冷する操作．歯科用金合金や**金銀パラジウム合金**では，**溶体化処理**がこれにあたる．

668 軟質義歯裏装材
なんしつぎしりそうざい
soft lining material

〔同義語〕軟質リライン材
軟質の義歯裏装材．義歯装着者の咀嚼時の疼痛の緩和および咬合圧の分散を目的とする**緩衝材**．アクリルレジン系，シリコーンゴム系，フッ素樹脂系，ポリオレフィン系などがある．

に

669 **ニケイ酸リチウム**　に―さん―

lithium disilicate

化学式は$Li_2Si_2O_5$. プレス用およびCAD/CAM切削用ガラスセラミックス中に分散されている針状結晶で，強度の向上に貢献している．

670 **逃げ角**　に―かく

clearance angle

歯科用バーの1枚の切り刃が被削材を削りとるとき，刃先の逃げ面（切り刃の切削面側の面）と被削材の切削面とでなす角．逃げ角は切削面との**摩擦**を避けるためにつけられている．

671 **二次結合**　にじけつごう

secondary bond

ファンデルワールス力，**水素結合**など比較的弱い**分子間力**のこと．**共有結合**，**イオン結合**，**金属結合**の三種の**化学結合**，すなわち一次結合よりも弱い結合である．単独では弱い力であるが，**接着**では重要な役割を果たしている．

672 **二次埋没**　にじまいぼつ

secondary investing

①一次埋没後にろう義歯が固定された下部**フラスコ**の石膏面に**分離剤**を塗布し，ろう義歯面に石膏泥をぬりつけ，ろう義歯部分のみを覆う操作．②**二重埋没法**において，**ワックスパターン**を覆った埋没材が硬化した後，鋳造用リング内を埋没材泥で満たす操作．

673 **二重埋没法**　にじゅうまいぼつほう

double-investing method

練和した**鋳造用埋没材**で**ワックスパターン**全体を覆い，それが硬化したのちに**二次埋没**としてリング内を埋没材で満たす**埋没法**．これに対して埋没材の練和を一回のみ行い練和泥をリングに流し込んで埋没操作を完了する方法（気泡発生を防ぐためにワックスパターンに練和泥を塗布し硬化前に残りの練和泥をリングに流し込むこともある）を単一埋没法とよぶ．

674 **二水石膏**　にすいせっこう

calcium sulfate dihydrate

天然における**石膏**の状態の一つ．化学組成は$CaSO_4 \cdot 2H_2O$. 二水石膏を加熱することにより**半水石膏**（$CaSO_4 \cdot 1/2H_2O$）に，さらに加熱すると無水石膏（$CaSO_4$）となる．半水石膏は水と**練和**すると泥状（スラリー）になり，その後数分～数十分で二水石膏となり硬化する．硬化時には発熱を伴う．

675 **ニッケルクロム合金**　―ごうきん

nickel-chromium alloy

〔同義語〕Ni-Cr系合金，Ni-Cr合金，ニッケル・クロム合金

ニッケルを主成分としクロムを5%以上含有する**合金**で，モリブデンやコバルトが添加されることが多い．クラスプ，クラウン・ブリッジ，**陶材焼付用合金**として使用される．ニッケルイオンの**溶出**によりニッケルアレルギーを誘発することがある．

676 **ニッケルチタン形状記憶合金**

―けいじょうきおくごうきん

nickel-titanium shape memory alloy

ニッケルとチタンが原子比でほぼ等量の**金属間化合物**を基本とする**合金**．温度変化による高温相と低温相間の相変態に加え，**応力**による相変態（応力誘起マルテンサイト変態）により大きな**ひずみ**が生じる．**マルテンサイト変態**で生じたひずみは，温度上昇により逆変態するとともに回復するため，**変形**した合金を加熱す

ると形状が回復する．

677 ニッケルチタン合金 —ごうきん

nickel-titanium alloy

〔同義語〕ニッケル・チタン合金，Ni-Ti 合金

ニッケルとチタンから構成される**合金**．形状記憶合金あるいは**超弾性合金**として利用されている．歯科用としては**矯正用ワイヤー**や根管形成器具に超弾性合金が用いられている．

678 乳化 にゅうか

emulsification

液体中に，これと混ざり合わない他の液体を微少液滴として乳濁液状に分散させること．通常，乳化剤を加えて攪拌することによって乳化させる．

ぬ

679 ヌープ硬さ —かた—

Knoop hardness

押し込み硬さの一種．**ビッカース硬さ**と同様であるが，圧痕がひし形となる対陵角 172.5°と 130°の四角錐ダイヤモンド圧子を用いる．長いほうの対角線の長さを測定して求めるために，ビッカース硬さより測定精度がよくなる．HK あるいは H_K, KHN の記号で表す．

680 ぬれ

wetting

液体と固体が接触したときの固体表面と液体との付着現象．ぬれの程度は固体に対する液体の**接触角**で表され，接触角が小さいほど，**ぬれ性**が高い．清浄な表面は**表面エネルギー**が大きいためぬれ性が高いが，そのまま長時間放置すると，大気中の炭化水素化合物などが表面に**吸着**し，ぬれ性は小さくなる．

681 ぬれ圧縮強さ —あっしゅくづよ—

wet compressive strength

〔同義語〕ぬれ圧縮強度

ぬれた物質の圧縮の強さ．試験片を水の中に浸漬した後，水を含んでぬれた状態にして**圧縮試験**を行った際の**圧縮強さ**の値．**歯科用石膏**では JIS において，練和開始 1 時間後の値を圧縮強さとして表示する．単位：Pa

682 ぬれ性 —せい

wettability

ぬれの度合．水のぬれ性の高い表面を親水性表面，ぬれ性の低い表面を疎水性表面とよぶ．歯科において，**合金**のろう付け時の**フラックス**による酸化物の除去，歯質の**酸処理**，**陶材焼付用合金**のディギャッシング処理，**ワックスパターン**の**界面活性剤**の塗付などは，ぬれ性を促進する処理である．

ね

683 ネオジムヤグレーザー

Nd：YAG laser

固体レーザーの一種で，ヤグ（YAG; Yittrium Aluminium Garnet，イットリウムアルミニウムガーネットの略）にネオジム（Nd）を添加した物質を用いて発生する**レーザー**（波長：1.06 μm）．軟組織の切開や止血に用いられる．また，根管内の切削屑の除去や消毒にも用いられる．

684 ねじり試験 —しけん

torsion test

〔同義語〕ねじり試験

材料の**せん断強さ**，剛性率（横弾性係数）

を求めるための試験．通常，丸棒をねじると，表面に最大せん断応力が生じ，中心部では**応力**が0である．材料に加えたモーメントとせん断応力分布から，剛性率，せん断強さを求める．

685 **ねじり強さ**　—つよ—
torsional strength

〔同義語〕ねじり強度

ねじり試験において，材料が破断するときの最大ねじりモーメントと断面二次極モーメントから得られた**せん断強さ**．

686 **熱運動エネルギー**　ねつうんどう—
thermal kinetic energy

物質を構成する分子や原子の不規則な振動や運動を熱運動といい，この運動のもっているエネルギーのこと．加熱すると温度が上昇するのは，熱が物質の熱運動のエネルギーに変わり，その熱運動のエネルギーが大きくなるためである．

687 **熱応力**　ねつおうりょく
thermal stress

温度変化による膨張や収縮が拘束されるとき，あるいは材料内に温度分布があるときに生じる**応力**．**金属焼付用陶材**では，冷却中に金属の収縮が**陶材**により拘束され，陶材には圧縮の熱応力が，金属には引張りの熱応力が生じる．

688 **熱可塑性**　ねつかそせい
thermoplasticity

固体の物質が温度を上昇するとある温度で急に軟化して**可塑性**を示し，冷却するともとの固体の**硬さ**に戻る性質．この変化は化学反応を伴わず温度変化により可逆的に起こる．この性質を示す樹脂を**熱可塑性樹脂**といい，**モデリングコンパウンド**や**アクリルレジン**，**ポリスルフォン樹脂**，**ポリカーボネート樹脂**などがある．**射出成形**や加熱圧縮成形は，樹脂の熱可塑性を利用した成形加工法である．

689 **熱可塑性印象材**
ねつかそせいいんしょうざい
thermoplastic impression material

熱を加えると**可塑性**を示す**印象材**．**寒天印象材**や**インプレッションコンパウンド**が代表例である．

690 **熱可塑性材料**　ねつかそせいざいりょう
thermoplastic material

熱可塑性を示す材料．ポリエチレンなどのポリビニル化合物や**架橋剤**を含まない**アクリルレジン**などの直鎖状高分子が該当する．これに対し，網目状構造の**熱硬化性樹脂**は，加熱しても**可塑性**を示さない．

691 **熱可塑性樹脂**　ねつかそせいじゅし
thermoplastic resin

〔同義語〕熱可塑性ポリマー

熱を加えると**可塑性**を示す樹脂．**モデリングコンパウンド**，**アクリルレジン**，**ポリスルフォン樹脂**，**ポリカーボネート樹脂**などがある．

692 **熱間加工**　ねつかんかこう
hot working

再結晶温度以上で材料を加工すること．

693 **熱間等圧プレス**　ねつかんとうあつ—
hot isostatic press

不活性ガスを圧力媒体として，高温・高圧下で粉末を**焼成**する成形法．ジルコニアブロックまたは**ディスク**を製作するのに利用されている．英表記の頭文字をとってHIPと略される．

694 **熱硬化性樹脂**　ねつこうかせいじゅし
thermosetting resin

熱を加えると硬化する樹脂．三次元網目状に高分子化する反応が加熱により促進されるために硬化が進む．一般には，フェノール樹脂，メラミン樹脂が代表例．ジ

メタクリレート類の重合体は三次元網目構造をもつ熱硬化性樹脂である．

695 **熱収縮**　ねつしゅうしゅく

thermal shrinkage

〔対義語〕熱膨張

物体の体積が温度変化によって減少する現象．一般に金属，**セラミックス**および**レジン**などの材料は，温度の低下に伴って収縮する．特殊な**酸化物**など，冷却時に膨張する物質も存在する．

696 **熱衝撃**　ねつしょうげき

thermal shock

急冷・急加熱して，衝撃的な**熱応力**を材料に加えること．急冷すると，材料表面と内部には大きな温度勾配が生じ，表面には**引張応力**，内部には**圧縮応力**が発生する．材料表面の収縮が内部により拘束されるためである．発生する熱応力の大きさは材料の**熱膨張係数**，**ヤング率**，ポアソン比,**熱伝導率**などによって決まる．

697 **熱衝撃強さ**　ねつしょうげきつよ―

thermal shock resistance

熱衝撃に対する材料の抵抗は熱衝撃抵抗とよばれ，その抵抗強さ．瞬間的な温度変化による熱衝撃を試験片に付与し，破壊にいたる温度差で示す．材料の**熱伝導率**と関連し，冷却速度に依存する．

698 **熱処理**　ねつしょり

heat treatment

加熱・冷却により材料の性質を改善する操作．金属を加熱したり冷却したりすることによって，その組織を制御し，**機械的性質**や**耐食性**を改善することができる．金属の熱処理として**硬化熱処理**，**軟化熱処理**，**溶体化処理**などがある．

699 **熱電対**　ねつでんつい

thermocouple

熱起電力を温度の計測に利用する素子．一対の異なる金属線の一端を**接合**し，開放された他端の**電位差**（熱起電力）を測定する．熱起電力は，組み合わせる金属の種類と両端の温度差に依存する．銅-コンスタンタン（400℃まで），アルメル-クロメル（1,200℃まで），白金-白金ロジウム（1,600℃まで）などがある．

700 **熱伝導**　ねつでんどう

thermal conduction

物質中に局所的な温度差がある場合に，物質内部の温度勾配をなくし一様な温度になろうとして，熱エネルギーが高温部から低温部へ移動する現象．物質内の熱伝導は２点間の温度差，断面積，**熱伝導率**によって左右される．

701 **熱伝導率**　ねつでんどうりつ

thermal conductivity

温度勾配のある均質な物質内で，熱が単位断面積を通って伝導する速度を温度勾配で除した物理量．単位体積の立方体の相対する面が1℃の温度差のとき，立方体を単位時間で通過する熱量に等しい．
単位：J/s･cm･℃またはW/m･K

702 **熱分解**　ねつぶんかい

thermal decomposition

〔同義語〕高温分解，熱分解性

物質が加熱によって比較的簡単な構造の化合物に分解すること．**鋳造用埋没材**の**結合材**（**石膏**，リン酸塩）の熱分解は，**鋳型**の強さや**鋳造体**の**鋳肌あれ**に大きな影響を及ぼす．重合体（有機化合物）のなかには，熱分解によって低分子量の重合体または単量体にまで解重合するものがある．

703 **熱膨張**　ねつぼうちょう

thermal expansion

〔対義語〕熱収縮

物質（固体・液体・気体）が，一定圧力

の下で温度変化に伴い，物質固有の長さ，面積，体積の変化を起こす性質．長さおよび体積の膨張をそれぞれ**線膨張**，体膨張といい，これらを総称して熱膨張という．

704 **熱膨張曲線**　ねつぼうちょうきょくせん
thermal expansion curve
物質の温度変化に伴う長さあるいは体積変化を，温度の関数として表した曲線．**歯科材料**では，鋳造用あるいは**ろう付け用埋没材**の**熱膨張**を，加熱時の温度に対して表した熱膨張曲線が代表的である．

705 **熱膨張係数**　ねつぼうちょうけいすう
coefficient of thermal expansion
〔同義語〕熱膨張率
物質の1℃の温度変化に伴う単位長さあるいは単位体積あたりの**熱膨張**の割合．単位：℃$^{-1}$．長さあるいは体積の膨張係数をそれぞれ**線膨張係数**（α），**体積膨張係数**（β）といい，両者の間には等方性の物質や立方晶系の**結晶**で近似的に $\beta = 3\alpha$ が成立する．

706 **熱容量**　ねつようりょう
heat capacity
定圧または定容の条件下で，物質の温度を1℃だけ上昇させるために必要な熱量．単位：J/℃．均質な物質の熱容量は**比熱**と質量の積である．

707 **燃焼帯**　ねんしょうたい
burning zone
ブローパイプの火炎のなかで，燃焼が効率よく起こっている部分．鋳造で使用するブローパイプの火炎は外側から酸化帯，**還元帯**，燃焼帯，未燃焼帯に分かれている．空気を加えすぎると各層の境界が不明瞭になり，温度も上がらず，**合金**の融解には不向きとなるので注意が必要である．

708 **粘性**　ねんせい
viscosity
運動している流体（液体あるいは気体）内で，部位によって相対的に流速が異なる層がある場合，この速度差をなくそうとしてその境界面に沿って内部摩擦を生じ，流れに抵抗する挙動を示す性質．

709 **粘性材料**　ねんせいざいりょう
viscous material
流れに対して抵抗性を示し，外力が加わると流れるが流体内部に速度勾配をもつような**粘性**を示す材料．練和初期のセメントや**石膏**などは粘性を示すが，硬化するとその運動性は失われる．**弾性印象材**なども，練和初期には粘性を示すが硬化すると**粘弾性**を示すようになる．

710 **粘弾性**　ねんだんせい
viscoelasticity
外力に対する材料の**変形**の緩和過程で，粘性流動と**弾性変形**が重なって現れる現象．長いタイムスケールでは**粘性**（**流動性**）が，短いタイムスケールでは**弾性**が顕著である．**歯科材料**としては**ワックス**や多くの**高分子材料**でみられる．

711 **粘度**　ねんど
coefficient of viscosity
〔同義語〕粘性率，粘性係数
粘性の大きさの程度を表す物性値．流体の種類，成分濃度や温度によって変化する．一般に，粘度は流体に加わる**せん断応力**と生じたせん断速度（速度勾配）との比で表される．単位：Pa･s，または P（ポアズ）

の

712 **濃淡電池**　のうたんでんち

concentration cell

金属が接触する電解質液中のイオンや**溶存酸素**の濃度変化により，局部的に生じた電池．電解質濃度が低い溶液におかれた金属がアノードになり，**腐食**される．金属の表面の凹部では溶存酸素の濃度が低いためアノードになり，腐食が促進される．溶存酸素濃度に起因する腐食を通気差電池腐食ともいう．

713 **伸び**　の―

elongation

引張試験を行った際に生じる破断時の塑性ひずみをパーセントで示したもの．

は

714 **バー**

bur

作業部（頭部）に切削刃をもつ回転切削器具類の総称．**ハンドピース**に装着して用いる．炭素鋼製のスチールバー，**タングステンカーバイド**からなるカーバイドバーなどがある．

715 **バーニッシャー**

burnisher

修復物を**圧接**して**辺縁封鎖性**を向上させたり，表面物性や**審美性**を高めるために用いる金属製器具．手用と機械用があり，多様な修復物の形態に適用できるよう頭部の形態は多種多様である．**アマルガム修復**や**展延性**のある金属を用いた鋳造修復において，修復物面を圧接して塡塞密度を上げたり，修復物から歯質に向かって圧接して窩壁への適合性をよくするのに用いられる．

716 **バーニッシュ**

burnish

表面の光沢を出したり，滑沢にする操作をいう．

717 **バーニッシュ**

varnish

松脂などの天然樹脂や合成樹脂を有機溶媒に溶解した材料で，窩洞の裏層などに用いられる．窩洞の表面に塗布した後，溶媒が蒸発すると，樹脂が薄膜となって残留し，裏層の役割を果たす．また，**グラスアイオノマーセメント**では初期の感水の影響を防ぐために用いる．

718 **背圧**　はいあつ

back pressure

〔同義語〕バックプレッシャー

埋没材の低い**通気性**などによって，鋳込み時に鋳型内に空気が閉じこめられ，鋳型内の空気圧が高まる現象．**湯回り不良**の原因の一つ．

719 **背圧多孔**　はいあつたこう

back-pressure porosity

〔同義語〕バックプレッシャーポロティー

背圧によって融解金属が押し戻され，鋳造体表面にくぼみや小孔が生じる**鋳造欠陥**．

720 **配位結合**　はいいけつごう

coordinate bond

結合にあずかる2個の原子価電子が，一方の原子のみから提供されている結合．この結合は通常の**共有結合**と**イオン結合**の中間的なものとみなすこともできることから，半極性結合ともよばれる．

721 **バイオセラミックス**

bioceramics

インプラント用材料や骨の接合材（または**結合材**）として用いられる**セラミック**

スの総称．①生体内不活性（生体内で**溶出**せず安定な性質）な**アルミナ**，**チタニア**，**ジルコニア**，アルミノシリケート，炭素，窒化ケイ素，**炭化ケイ素**など，②生体内活性（生体内で成分がわずかに溶解してインプラント周囲の骨形成を促す性質）なリン酸カルシウム含有ガラスや高結晶性ハイロドキシアパタイト，③生体内崩壊性（生体内で吸収されながら新生骨に置換していく性質）の低結晶性**ハイドロキシアパタイト**，**リン酸三カルシウム**，カルシウムアルミネートなどがある．

722 ハイドロキシアパタイト

hydroxyapatite

〔同義語〕水酸化アパタイト，ヒドロキシアパタイト

歯や骨の主成分である**炭酸アパタイト**から炭酸基を除去したアパタイト．化学式は $Ca_{10-x}(HPO_4)_x(PO_4)_{6-x}(OH)_{2-x}$ であり，量論ハイドロキシアパタイトは $Ca_{10}(PO_4)_6(OH)_2$．**骨補填材**や歯科用インプラントの表面処理材として用いられている．

723 ハイドロキノン

hydroquinone

〔同義語〕ヒドロキノン

重合禁止剤の一種．**レジン**の貯蔵安定性をはかるため，床用レジンの液（モノマー）や**コンポジットレジン**のペーストなどに微量添加されている．

724 ハイドロコロイド印象材 —いんしょうざい

hydrocolloid impression material

〔同義語〕水成コロイド印象材

寒天印象材や**アルジネート印象材**のように水分を分散媒とする**コロイド**を形成する**印象材**．空気中での乾燥，**離液**および水中での**膨潤**により保存時の**寸法安定性**に劣るため，可及的早期に**模型材**を注入する必要がある．注入する**石膏**の表面あれを防ぐために，固定操作が必要になることがある．

725 ハイブリッド型コンポジットレジン

—がた—

hybrid composite resin

ミクロフィラーとサブミクロンフィラーあるいはマクロフィラーとミクロフィラーのように，粒子サイズの異なる**フィラー**を組み合わせてレジンモノマー中に高密度に配合した**コンポジットレジン**．

726 バイブレーター

vibrator

石膏や**鋳造用埋没材**の注入時に細かい振動を与えて，気泡を除去したり流れやすくしたりして，作業を容易にするための装置．

727 破壊靱性 はかいじんせい

fracture toughness

材料が破壊されるまでの粘り強さを表す値．破壊靱性値は，**延性材料**では衝撃試験法で，**脆性材料**では圧子の押し込み法で求める．応力負荷で亀裂が急速に進展して**脆性破壊**を起こすかどうかは，亀裂先端付近の応力状態を表す応力拡大係数値 K で決まる．K 値は**応力**とともに増加し，臨界値 Kc に達すると脆性破壊を起こす．Kc は材料定数であり，破壊靱性という．単位：$MPa \cdot m^{1/2}$

728 パターン用レジン —よう—

pattern resin

修復物の原型を作製するための**レジン**．化学重合型と光重合型があり，**ワックス**に比べて**変形**しにくい特性を活かし，主にクラスプやバーの原型の作製に使用される．

729 白金加金　はっきんかきん
platinum-added gold alloy
〔同義語〕白金加金合金
日本独特の呼称で 18 カラット程度の**金合金**に白金またはその一部にパラジウムを含んで約 5% 程度加えた**合金**である．**タイプ 4 金合金**と同等である．熱処理硬化性があり優れた**機械的性質**を有するので，ブリッジや金属床に用いられる．

730 パテタイプ
patty type
シリカフィラーなどが高密度に配合された**シリコーンゴム印象材**．パテは**可塑性**を示す．硬化体は硬く**変形**しにくいので，連合印象の概形印象（一次印象）に使用される．

731 バネ定数　—ていすう
spring constant
バネにおける**フックの法則**に基づく外力と**伸び**（変位量）の比例関係を示す比例定数．$f=kx$　f：外力，k：バネ定数，x：変位量．単位：N/m

732 バフ
buff
金属，**レジン**，**陶材**などの仕上げ研磨用のホイールやコーンに使用される鹿革，フェルト，綿布など．ホイールやコーンには，ハンドピース用とレーズ用があり，**酸化クロム**や酸化鉄，**アルミナ**，トリポリ，**酸化亜鉛**などの**研磨材**とともに用いる．

733 バフ研磨　—けんま
buffing
バフに**酸化クロム**，酸化鉄および**アルミナ**などの微粉末を用いて行う**研磨**．バフ研磨は補綴装置の鏡面仕上げ研磨として行われる．

734 歯ブラシ摩耗　は—まもう
toothbrush wear
歯磨き時に材料の摩擦面に生じる損傷の一形態．歯ブラシの運動と摩擦面に存在する歯磨剤により，歯質や修復物の表面が削り取られる現象（アブレシブ摩耗）．**摩耗**の程度は，歯ブラシ材や歯磨剤の種類およびブラッシングの条件（ブラッシング圧，速度など）に影響される．

735 パラジウム銀合金　—ぎんごうきん
palladium-silver alloy
〔同義語〕陶材焼付用パラジウム合金
パラジウムと銀から構成される**合金**．市販陶材焼付用はおよそパラジウム 53 〜 61% と銀 28 〜 40% からなる．**金合金**と比較すると廉価であるが，**鋳造性**に劣り，**陶材**を**着色**させることがある．

736 パラジウム合金　—ごうきん
palladium alloy
パラジウムを主成分とし，陶材焼付用として用いられる**合金**．市販品はパラジウムを 53 〜 88% 程度含むものが多い．**添加元素**によりパラジウム金合金，**パラジウム銀合金**，パラジウム銅合金やパラジウムアンチモン合金などがある．

737 パラフィンワックス
paraffin wax
基礎床，咬合堤の作製に用いられる**ワックス**．パラフィンを主成分とし，**カルナウバワックス**や**蜜ろう**などが配合されている．

738 ハロゲンランプ
halogen lamp
不活性ガスとハロゲン元素を封入した電球．白熱するとフィラメントからタングステンが蒸発して一旦ハロゲン化タングステンとなるが，温度の上昇によって再びフィラメントに戻る．このハロゲンサイクルによってフィラメントの蒸発・消耗が抑制されるため，管壁の黒化がなく，明るく寿命が長いことが特徴である．**光重合型レジン**の重合用光照射器などに用いられる．

739 **半水石膏**　はんすいせっこう
calcium sulfate hemihydrate

化学式は$CaSO_4$・1/2H_2O．**二水石膏**（$CaSO_4$・2H_2O）を加熱・脱水すると得られる．一般的に**歯科用石膏**で販売されるのはこの状態である．粉末状であり，適正な量の水と**練和**すると泥状（スラリー）になり，その後数分～数十分で硬化し二水石膏となる．

740 **半導体**　はんどうたい
semiconductor

室温では**電気伝導度**が小さく絶縁体に近いが，温度を高くすると電気伝導度が大きくなり，導体のようにふるまう性質をもつ，導体と絶縁体の間に属する物質．真性半導体と不純物半導体がある．通常は正孔が多く存在するp型と自由電子が多く存在するn型を**接合**して利用される．

741 **ハンドピース**
handpiece

歯科用バーなどの切削器具を保持し，回転させる器具．ストレート，コントラアングルなどの型がある．動力部としては，電気エンジン，マイクロモーター，**エアタービン**が用いられている．

742 **反応熱**　はんのうねつ
reaction heat

物質の化学反応に伴い，物質を取り巻く雰囲気との間で交換される熱量．単位：J/mol（または，cal/mol）．**リン酸亜鉛セメント**，**アクリルレジン**，**石膏**，**鋳造用埋没材**（石膏系，リン酸塩系）などは**硬化反応**に発熱を伴い反応熱として放出する．

ひ

743 **ビーズワックス**
dental beeswax

咬合堤の作製に使用される，**蜜ろう**を主成分とする**ワックス**．35～40℃で軟化する．咬合採得にも使用される．蜜ろうのほかに**カルナウバワックス**，ロジン，**シェラック**などが配合されている．

744 **ビカー針**　―しん
Vicat needle

石膏，**鋳造用埋没材**，**歯科用セメント**の**硬化時間**を調べるための**針入度試験**に利用される円形断面の針．対象材料の種類により針の太さ，荷重値，硬化の判定基準（針入深さまたは圧痕の有無）が異なる．一例として，石膏の針入度試験では直径1mmのビカー針が用いられ，針に300gfの**荷重**を負荷して石膏の練和泥に針を侵入させ，侵入部の深さが2mm以下になるまでの時間を硬化時間としている．

745 **光重合**　ひかりじゅうごう
light curing

〔同義語〕可視光線重合

光エネルギーにより開始される重合反応のうち，可視光照射により起こる**重合**．可視光線を照射すると**光増感剤**（**カンファーキノン**など）と還元剤（第3級アミン）の間で酸化還元反応が起こり，これにより発生するラジカルが重合を開始する．

746 **光重合型コンポジットレジン**
ひかりじゅうごうがた―
light-cured composite resin
〔同義語〕可視光線重合型コンポジットレジン
可視光線の照射により重合硬化する**コンポジットレジン**．**光増感剤**として含まれる**カンファーキノン**の吸収係数が大きな470 nm付近の青色の可視光が照射に用いられる．**成形修復材**や**歯冠用硬質レジン**として用いられる．

747 **光重合型レジン**
ひかりじゅうごうがた―
light-cured resin
光を照射すると**重合**が開始される**レジン**．重合を開始する光として，主に可視光線が用いられている．

748 **光照射器**　ひかりしょうしゃき
light curing unit
光重合型レジンを重合硬化させるための可視光線発生装置．光源には青色LEDを用いたものが多いが，**ハロゲンランプ**やキセノンランプを用いたものもある．LEDのピーク発光波長は475 nmであり，ハロゲンランプ等を使用したものは，**光増感剤**の吸収波長ならびに生体への為害作用を考慮して，フィルターによって400～600 nm以外の波長の光はカットされている．ガンタイプとペンシルタイプがある．

749 **光増感剤**　ひかりぞうかんざい
photo sensitizer, photo initiator
〔同義語〕光重合開始剤
光によって作用を生じる**重合開始剤**．多くの**光重合型レジン**の光増感剤は**カンファーキノン**で，その最大吸光波長（約470 nm）に相当する青色の可視光を照射する．第3級アミンが存在すると重合開始反応（ラジカルの発生反応）が促進される．

750 **非貴金属**　ひききんぞく
non-precious metal
→卑金属

751 **非貴金属合金**　ひききんぞくごうきん
non-precious alloy
→卑金属合金

752 **引裂試験**　ひきさきしけん
tear test
試験片端部に入れた切込みを引張試験機で面外あるいは面内で引き裂いて，切込み拡大時の**応力**を測定する試験．試験片中央部に切込みを入れ，引張り，割れの拡大を測る方法もある．**ハイドロコロイド印象材**の強さを評価するのに用いられる．

753 **引裂強さ**　ひきさきつよ―
tear strength
シート状の材料を引裂くときの強さ．表示には平均引裂強さ（単位：N/m），平均引裂荷重，最大引裂荷重，エルメンドルフ引裂荷重がある．単位：平均引裂強さ以外はすべてN．**印象材**，布，ゴムなどの強さの一つである．

754 **卑金属**　ひきんぞく
base metal
〔同義語〕非貴金属
貴金属以外の金属の総称．化学的特性は貴金属に劣るが，生産量が多く安価であることから工業用として重要である．またアルミニウム，クロム，チタンのように**不動態化**により貴金属に匹敵する**耐食性**をもつものもある．

755 **卑金属合金**　ひきんぞくごうきん
base metal alloy
〔同義語〕非貴金属合金
卑金属を主成分とする**合金**．歯科用としてはコバルトクロム合金，ニッケルクロム合金，ステンレス鋼，チタン合金などがある．

756 **引け巣** ひ―す
shrinkage cavity
金属の**凝固収縮**が原因で鋳造体内部に発生した空洞状の**鋳造欠陥**．**鋳造体**の最終凝固する部位に発生しやすく，収縮管，**収縮孔**，収縮細隙などさまざまな形状のものがある．

757 **微細構造** びさいこうぞう
fine structure
①肉眼で観察できるマクロ構造に対して，顕微鏡を用いて観察しなければならないようなマイクロ〜ナノメートルの微小領域における物質の構造のこと．材料や化学物質だけでなく，生体組織を構成する細胞の構造やタンパク質の高次構造なども該当する．
②原子スペクトル上にみられる接近したエネルギー準位．

758 **微小硬さ** びしょうかた―
microhardness
0.49 〜 9.8 N の軽荷重を用いた**ビッカース硬さ**あるいは**ヌープ硬さ**．材料の微小領域の**硬さ**を評価することが可能である．最近ではめっき層のような表面層のみの硬さを評価するために極微小荷重（0.098 〜 980.7 mN）を用いた装置も開発されている．

759 **非晶質** ひしょうしつ
amorphous
物質を構成する原子や分子などが規則性のある配列をもった固体である**結晶**に対し，それらが規則性のない無秩序な配列をとっている状態（非晶質，アモルファス）．無機物質や金属の大半は結晶体であるが，ガラスや近年研究が進んでいる金属ガラスなどは非晶質体である．

760 **非晶質合金** ひしょうしつごうきん
amorphous alloy
〔同義語〕アモルファス合金
一般に金属は固体状態では原子が規則的に配列した結晶状態となるが，融解状態から急冷すると原子の配列が不規則なまま固体となる場合がある．このような**合金**を非晶質合金とよぶ．**結晶粒界**がないため，機械的特性，電磁気特性，**耐食性**に特徴をもつことが多い．

761 **微小漏洩** びしょうろうえい
microleakage
〔同義語〕微少漏洩
歯冠修復材と窩壁の間に微小な隙間が生じ，唾液や細菌などがその隙間に入ってしまう現象．修復材である**レジン**の**重合収縮**，飲食物による温度変化，咬合による**応力集中**などが，その主な原因である．

762 **bis-GMA** びすじーえむえー
bis-GMA
化学名 2, 2-ビス［4-(3-メタクリロイルオキシ-2-ヒドロキシプロポキシ)フェニル］プロパン（bisphenol A-glycidyl methacrylate）のジメタクリレートモノマーの一種．多くのコンポジットレジンの主成分として使用される，単独では**粘性**が非常に高いモノマー．

763 **ヒステリシス**
hysteresis
〔同義語〕履歴現象
物質のある物性値が，現在置かれている状態だけで決まらず，以前の履歴によって異なる現象．**寒天印象材**のゾル ⇔ ゲル転位にみられる**温度ヒステリシス**や超弾性型ニッケルチタン合金製矯正用ワイヤーの**応力-ひずみ曲線**の弾性限内での弾性ヒステリシスなどがある．

764 ビスフェノールA
bisphenol A
化学名2, 2-ビス（4-ヒドロキシフェニル）プロパンまたは4, 4'-(1-メチルエチルイデン）ビスフェノールで，**Bis-GMA**や**ポリカーボネート樹脂**の原料．**内分泌攪乱化学物質**の一つといわれている．

765 ひずみ
strain
〔同義語〕歪み
物体の**変形**の程度を定量的に表す量．単位長さあるいは単位体積あたりの変形の割合を表す無次元量．

766 非弾性印象材
ひだんせいいんしょうざい
non-elastic impression material
硬化体が**ゴム弾性**を示さない**印象材**．**硬化反応**が可逆的な**インプレッションコンパウンド**や**印象用ワックス**と，不可逆的な**酸化亜鉛ユージノール印象材**や**印象用石膏**がある．

767 被着体 ひちゃくたい
adherend
〔同義語〕被着材
同種物質あるいは異種物質同士を**接着**させる場合に接着操作を受ける材料．たとえば，歯冠修復において支台歯にクラウンをセメントを用いて合着させる場合，歯質およびクラウンの双方が被着体となる．セメントは**接着材**として働く．

768 被着面処理 ひちゃくめんしょり
adherend treatment
接着に際して，**被着体**の表面を物理的，化学的，電気化学的あるいは機械的方法などを用いて接着を促すような状態にする操作．歯質の**酸処理**，プライミング処理，**シリカ**や**陶材**の**シラン処理**，金属の**金属接着性プライマー**処理など．

769 ビッカース硬さ ―かた―
Vickers hardness
押し込み硬さの一種．頂角の対面角136°の正四角錐ダイヤモンド圧子を荷重9.8～49 Nで材料表面に押し込み，**荷重**を生じた圧痕の表面積で割った値である．歯科では試料が非常に小さいために，0.49～9.8 Nの軽荷重を用いたマイクロビッカース硬さが常用されている．HVあるいはH_v，VHNの記号で表す．

770 引っかき硬さ ひ―かた―
scratch hardness
〔同義語〕引っ掻き硬さ
頂角90°の円錐ダイヤモンド圧子で一定荷重の下で試料表面を引っかき，生じた条痕の幅から求められる硬さ値．**セラミックス**，とくに**石膏**などの硬さ評価に使われる．

771 引張応力 ひっぱりおうりょく
tensile stress
材料に引張りの**荷重**が加わったときに起こる**変形**に抵抗して，材料内部に生じる断面に垂直な引張りの**応力**．外力を断面積で除した値で表す．単位：Pa

772 引張試験 ひっぱりしけん
tensile test
材料の引張力あるいは**引張応力**に対する変形挙動を調べることを目的とした試験．比較的**延性**をもつ材料の**機械的性質**（**弾性係数**，**弾性限**，**降伏点**，**耐力**，**引張強さ**，**伸び**など）を求めるために行われる．

773 引張接着強さ
ひっぱりせっちゃくつよ―
tensile bond strength
引張試験により求めた**接着強さ**．接着面積（被着面積）を規定した二つの**被着体**

を**接着材**で**接着**し，接着面に垂直に引張荷重を負荷して破断したときの最大荷重を接着面積で除した値．単位：Pa．接着性レジンセメントと歯質との接着強さを微小接着面積（1 mm^2 以下）の試験片を用いた引張試験から測定する方法は，マイクロテンサイル試験とよばれている．

774 **引張強さ**　ひっぱりつよ—
tensile strength

〔同義語〕引張強度

引張試験で，破断に至るまでに示した最大荷重を原断面積で除した値．単位：Pa

775 **比熱**　ひねつ
specific heat

1 g の物質の温度を 1℃だけ上昇させるために必要な熱量．単位：J/g·℃

776 **比表面積**　ひひょうめんせき
specific surface area

粉末粒子の表面形状を評価する尺度であり，粒子の単位重量あるいは単位体積あたりの表面積のこと．単位：cm^2/g，cm^2/cm^3．気体あるいは液体分子が粒子表面に結合する物理吸着や化学吸着などでは，反応速度が反応界面である表面積に比例するため，その吸着性能と比表面積は密に関係する．

777 **被膜**　ひまく
film

〔同義語〕皮膜

固体表面に生じた薄い層．金属表面上での被膜形成には高温酸化，電気化学的な陽極酸化やめっき，物理あるいは化学蒸着などの方法がある．金属表面の酸化によって生成した酸化物層は**酸化膜**とよばれ，**陶材焼付冠**における金属と**陶材**との強固な結合に不可欠である．

778 **被膜厚さ**　ひまくあつ—
film thickness

ガラス平板上でセメント泥に一定荷重を負荷した場合に得られる厚さ．単位：μm．被膜厚さに影響を及ぼす要因としては，セメントの粉末粒子の大きさや**粉液比**などがある．被膜厚さは薄いほど嵌合効力が強くなる．被膜厚さが大きいと，装着した修復物の浮き上がりの原因になる．

779 **非ユージノールセメント**　ひ—
non-eugenol cement

液成分に**ユージノール**を用いず，高級脂肪酸などを用いた仮封用あるいは**仮着用セメント**．根管充塡に用いられることもある．ユージノールの組織刺激性や**レジン**の重合阻害作用を避けることを目的として開発された．粉末の主成分は**酸化亜鉛ユージノールセメント**と同様に**酸化亜鉛**である．

780 **標準稠度**　ひょうじゅんちょうど
standard consistency

材料の規格試験にしたがって稠度試験を行った結果，一般に，練和物が規定の範囲内の広がりを示したとき，これを標準稠度という．粉末と液を用いる練成材料において，**粉液比**はその諸物性に大きな影響を及ぼすため，通常，標準稠度の練和物において諸物性を測定する．

781 **標準電極電位**
ひょうじゅんでんきょくでんい
standard electrode potential

電極電位を決定する反応に関与する化学種の活量がすべて 1 の場合を標準状態といい，そのときの電極電位を標準電極電位という．Fe/Fe^{2+} 電極系の場合は，単位活量の Fe^{2+} を含む溶液に浸漬された Fe の示す電位が標準電極電位となる．イオン化傾向が大きい金属ほど，標準水素電極を基準とした標準電極電位の値が負で大きい．

782 **漂白剤** ひょうはくざい
bleaching agent

〔同義語〕ブリーチング剤，ホワイトニング剤

歯科では，主に**変色**した歯の漂白に用いる薬剤をいう．オフィスホワイトニング剤としては，30～35％過酸化水素水，あるいは二酸化チタン光触媒を含む3.5％過酸化水素水が使用されている．無髄変色歯に対するウォーキングブリーチ法では，30～50％の過酸化水素水と過ホウ酸ナトリウムをペースト状に混和したものを髄室に填塞する．生活歯に対するホームブリーチング法では，カスタムトレーを用いて10％過酸化尿素を一定時間作用させることなどが行われている．

783 **表面粗さ** ひょうめんあら―
surface roughness

〔同義語〕表面あらさ，表面アラサ

固体表面の微視的凹凸．単位：μm．表面粗さの表示法には，算術平均粗さ（Ra，旧称：中心線平均粗さ），最大高さ（Ry）などがある．

784 **表面エネルギー** ひょうめん―
surface energy

物質の表面が内部に比べて過剰にもつ，単位表面積あたりのエネルギー（単位：J/m^2）．面上で単位長さあたりに働く**表面張力**（単位：N/m）と等価である．異種の二相（固固，固液，液液）が接触したときに生じる**界面**では，両相の表面エネルギーが近似しているほど安定に接触しやすい．

785 **表面改質** ひょうめんかいしつ
surface modification

物理的または化学的な**表面処理**により表面の物性を改善すること．チタンインプラントへの応用として，たとえば，単独では骨生成がきわめて遅いチタン表面をアルカリ処理したり，表面にカルシウムイオンなどを注入したりすることで骨伝導性が著しく改善される．

786 **表面化学** ひょうめんかがく
surface chemistry

表面の元素組成ならびに配列，表面への**吸着**，表面での反応などを研究する学術分野．一般に表面は物体内部よりエネルギーが高く活性に富むため，種々の特異的な性質を示す．**歯科材料**に深くかかわる表面での**ぬれ**や**接着**には**表面エネルギー**が関与している．

787 **表面処理** ひょうめんしょり
surface treatment

表面性状の改善や**接着**を促すために，材料表面を物理的，化学的，電気化学的，機械的方法などを用いて変化させる操作．

788 **表面性状** ひょうめんせいじょう
surface property

表面エネルギー，表面電位，表面官能基，表面結晶度，表面相分離などを統合した表面の性質．表面性状は，**接着強さ**やろう付け強さに大きく影響するだけでなく，生体反応に重要な材料へのタンパク質，細菌あるいは細胞の**吸着**・付着や接着に影響を与える．**表面粗さ**を加える場合がある．

789 **表面張力** ひょうめんちょうりょく
surface tension

〔同義語〕界面張力

固体または液体の表面上で，面と平行に，

表面積を減少させるように働く張力（単位：N/m）．**表面エネルギー**（単位：J/m^2）と等価である．外力の影響を受けない場合には，面内で等方的に働く表面張力により液滴は球体となる．一般に気体との**界面**に働く場合に表面張力といい，液体または固体同士や液体−固体間など任意の二相の境界に拡張する場合には界面張力という．

790 **比例限**　ひれいげん
proportional limit
応力−ひずみ曲線において，**フックの法則**が成立する**応力**の上限．単位：Pa．**弾性限**とほぼ等しいか，わずかに小さい応力．

791 **疲労**　ひろう
fatigue
〔同義語〕疲れ
繰り返し負荷を加えたとき，静的破壊応力より小さな**応力**で材料が破壊する現象．振動や化学的作用などと組み合わさった，フレッティング疲労，腐食疲労や高温疲労などがある．これに伴って**疲労破壊**が生じるため，材料の使用条件や使用環境は重要である．

792 **疲労限度**　ひろうげんど
fatigue limit
〔同義語〕疲労限界
疲労を評価するパラメータ．材料に無限に繰り返し負荷を加えても，**疲労破壊**を起こさない最大応力．実際には，**疲労試験**により得られたS−N曲線（S：応力振幅，N：破壊までの繰り返し数）が水平となり，破壊しなくなる最大応力で表す．

793 **疲労試験**　ひろうしけん
fatigue test
試験片に弾性限以下の繰り返し負荷を加えて材料を破壊させる試験方法．応力振幅（S）と破壊までの繰り返し回数（N）をプロットしたS−N曲線により材料の疲労挙動を評価する．応力振幅の増加とともに繰り返し回数が減少する右下がりの曲線となる．

794 **疲労寿命**　ひろうじゅみょう
fatigue life time
疲労を評価するパラメータ．材料が破壊するまでの変動応力の繰り返し数．S−N曲線（S：応力振幅，N：破壊までの繰り返し数）を用いて，材料の実働荷重下における疲労寿命を推定する．材料の選択基準の一つとして使われる．

795 **疲労破壊**　ひろうはかい
fatigue fracture
弾性限以下の**応力**でも，繰り返し応力が発生することにより巨視的な**変形**を伴わずに破壊する現象．切欠きがあると発生しやすくなる．試験中に材料に微小な割れが発生・伝播し，破壊に至る．破断面はストライエーションとよばれる縞模様を呈する．

796 **ピンホール**
pin hole
吸蔵ガスに起因して発生する**ブローホール**のうち，きわめて小さい**鋳造欠陥**．

ふ

797 **ファンデルワールス力**　―りょく
van der Waals force
分子間に働く双極子間の力や極性分子同士の配向による力，あるいは極性分子による無極性分子の**分極**（誘起効果）や無極性分子同士の相互作用（分散力）の結果生じる**分子間力**の総称．ファンデルワールス力による結合力は，**共有結合**や**イオン結合**と比較すると数百分の一から数十分の一と小さい．

798 フィラー
filler
コンポジットレジンに含まれる主として無機質の充塡材の総称．フィラーの添加により，**レジン**の機械的強さや**耐摩耗性**が改善され，さらに**硬化収縮**を低減させることができる．**シリカ**，**アルミノシリケートガラス**，**ジルコニア**など比較的機械的強さの大きいガラスや**セラミックス**の粒子がフィラーとして用いられる．

799 フィラー含有量 —がんゆうりょう
filler content
コンポジットレジンに含まれる**フィラー**の量を重量比あるいは体積比で表した量．フィラーの種類によってコンポジットレジン中の含有量は大きく異なるが，重量割合で 50 ～ 85%，体積割合で 30 ～ 70%程度である．マイクロフィラーでは含有率が低くなる．

800 Phenyl-P ふぇにるぴー
Phenyl-P
リン酸 2-メタクリロイルオキシエチルフェニル（2-methacryloyloxyethyl phenyl phosphate）の略称．**接着性モノマー**の一種で，リン酸基を分子構造中に有する**リン酸エステル系モノマー**．象牙質との**接着**に効果があるといわれている．

801 付加型シリコーンゴム
ふかがた—
polyaddition silicone rubber
重付加反応で高分子化するシリコーンゴム．ビニル基をもつ**ポリシロキサン**（ビニルシリコーン）とシリリジン基をもつポリシロキサン（水素化シリコーン）が有機白金化合物触媒による重付加で高分子化する．

802 付加型シリコーンゴム印象材
ふかがた—いんしょうざい
polyaddition silicone rubber impression material
〔同義語〕ビニルシリコーンゴム印象材，付加型シリコーンラバー印象材
シリコーンゴム印象材の一種で，**付加型シリコーンゴム**を利用した**弾性印象材**．印象精度，弾性回復性，硬化後の**寸法安定性**に優れる．慣例として付加型と称されているが，硬化反応は付加重合ではなく重付加である．

803 付加重合 ふかじゅうごう
addition polymerization
高分子合成反応の一つで，単量体が付加的に結合していく連鎖重合反応．ビニル化合物の**重合**，ジエン化合物の重合やアセチレン誘導体の重合など，二重結合または三重結合をもつ化合物の重合である．PMMA はこの反応による MMA の重合体である．重縮合が小さい分子を放ちつつ高分子化するのに対し，付加重合は単量体が連鎖的に付加連結されていく．名称の類似した重付加（逐次反応，例：**付加型シリコーンゴム印象材**）とは全く別の反応である．

804 不規則格子 ふきそくこうし
disordered lattice
二種類の金属原子が**固溶体**となるとき，形成する原子がランダムに混ざり合った格子．低温で安定な**規則格子**に対して，高温では不規則格子が安定となる．

805 複合材料 ふくごうざいりょう
composite material
〔同義語〕コンポジット
二種類以上の素材を組み合わせて成形す

ることにより，単一では得られない性質を獲得した材料．両者が一体化することが重要であるために，成分材料間の**界面**での結合が要求される．

806 **複合レジン**　ふくごう――
resin-composite material

複合材料の一種で，マトリックス相に**レジン**，コア（芯）に粒子や繊維状の**フィラー**を複合したもの．歯科用の**コンポジットレジン**はこの一種．

807 **副生成物**　ふくせいせいぶつ
by-product

〔同義語〕副産物
化学反応によって生成する物質のうち，目的とする生成物以外の副次的な生成物．たとえば，縮合型の**シリコーンゴム印象材**では，水酸基を有するポリジメチルシロキサンと**エチルシリケート**の縮合反応によって硬化が進行する．このとき，副次的にエタノールが生成する．

808 **複模型用印象材**
ふくもけいよういんしょうざい
duplicating impression material

複模型作製時に使用する**印象材**．印象の精密さを高めるために，通常の印象材よりも初期流動性が高く調整されている．**シリコーンゴム印象材**，**寒天印象材**がある．

809 **腐食**　ふしょく
corrosion

金属が反応活性な環境中で溶解したり，化合物（**酸化物**，硫化物，塩化物など）になったりして生じる表面の損耗．水分の共存下で生じる**湿食**と液体の水が関与しない**乾食**に分けられる．ほとんどの腐食は，金属表面で電気化学反応を起こして生じる（**電気化学的腐食**）．金属製の修復物や補綴装置が口腔内で腐食すると，**腐食生成物**が表面に生成して**審美性**が低下したり，唾液中に**溶出**した金属イオンが引き金となってアレルギー反応を引き起こしたりする場合がある．

810 **腐食試験**　ふしょくしけん
corrosion test

金属の腐食性や**耐食性**を調べる試験法．**浸漬試験**などでは1%塩化ナトリウム，1%乳酸，0.1%硫化ナトリウム，0.05%塩酸などを試験液として用いる．電気化学的試験などもある．

811 **腐食生成物**　ふしょくせいせいぶつ
corrosion product

金属の**腐食**により生成した物質．腐食生成物の多くは金属表面に付着するか環境中に放出される．

812 **腐食電位**　ふしょくでんい
corrosion potential

電解質溶液中で**腐食**している金属が示す電位．腐食電位は実測できないので，実際には参照電極（溶液に対して常に一定の電位を示す電極）を基準として測定した**電位差**を腐食電位とよんでいる．一般に激しく腐食している金属は低い腐食電位を示し，腐食していない金属（イオン化傾向が小さい**貴金属**や安定に**不動態化**している**卑金属**）は高い腐食電位を示すので，腐食電位から金属腐食状態をある程度推測することができる．

813 **腐食電流**　ふしょくでんりゅう
corrosion current

金属の腐食反応は，金属側の不均一や環境側の不均一によってできるアノード（陽極）とカソード（陰極）からなる**局部電池**を形成して進行する．局部電池に流れる電流を腐食電流とよぶ．腐食電流を金属の面積で除した腐食電流密度は，金属の腐食速度に比例するパラメータである．アノードとカソードが固定化されれば局部腐食が生じ，それらが時間とともに移動し，常に場所を変えれば全面腐食となる．

814 **浮石末**　ふせきまつ

pumice

軽石（多孔質となった火山砕屑物）の粉．ケイ酸塩の粒子からなり，研磨材料として適切な**硬さ**をもつため歯面やレジン床の**研磨**に用いられる．

815 **普通石膏**　ふつうせっこう

plaster

β半水石膏よりなる．化学式は $CaSO_4 \cdot 1/2H_2O$．JIS による**圧縮強さ**は，歯科用石膏中最も小さく設定されている．同じく**硬化膨張**は 0.3％以内である．**混水比**は 0.3 ～ 0.5．主に**模型材**や**印象用石膏**として用いられる．作製法はβ半水石膏を参照．

816 **フッ化カルシウム**　―か―

calcium fluoride

カルシウムとフッ素の化合物．天然には蛍石として存在する．化学式は CaF_2．フッ化物歯面塗布時にエナメル質からフッ化カルシウムが生成されるが，再度**ハイドロキシアパタイト**と反応して**フルオロアパタイト**を生成する．

817 **フッ化スズ**　―か―

stannous fluoride

フッ素とスズの化合物で，フッ化第一スズ（SnF_2）が主に使われている．歯磨材中のフッ化物（0.4％）や歯面塗布液（4 ～ 8％）として用いられている．

818 **フッ化ナトリウム**　―か―

sodium fluoride

〔同義語〕フッ化ソーダ

フッ素とナトリウムの化合物で，化学式は NaF．う蝕予防の歯面塗布液（2％）やフッ化物を含む洗口液（0.02 ～ 0.2％）の成分として用いられている．

819 **フックの法則**　―ほうそく

Hooke's law

応力の値が材料によって定まる一定値（**比例限**）に達するまでは，応力とそれによって生じる**ひずみ**の比は，材料および応力の種類により決まり，一定であるとした法則．Robert Hooke が実験的に見いだした現象．

820 **フッ素樹脂**　―そじゅし

fluorocarbon polymer

炭化水素分子内の水素原子の全部あるいは一部が，フッ素で置換された**レジン**の総称．フッ素樹脂は，一般に撥水性があり，耐薬品性，**耐火性**，絶縁性に優れる．ポリテトラフルオロエチレン（テフロン®）など．

821 **フッ素徐放性**　―そじょほうせい

fluoride slow release

グラスアイオノマーセメントや**予防塡塞材**などからフッ化物イオンが長期的に放出する現象．放出されたフッ化物イオンによって齲蝕予防効果が期待できるとされている．

822 **物理的性質**　ぶつりてきせいしつ

physical property

物質に固有な**密度**，**融点**，沸点，**比熱**，電気伝導，屈折，膨張係数，**熱伝導率**など，主に古典物理学の方法によって扱われる性質．外力によって変化する特性は**機械的性質**といわれる．

823 **筆積み法**　ふでづ―ほう

brush technique

筆を用いて成形する方法をいう．**陶材**では蒸留水で濡らした筆に陶材泥をつけて**築盛**する．また，修理用レジンでは液で濡らした筆に粉末を付けて盛り上げる．

824 不動態 ふどうたい
passive state
イオン化傾向が大きな金属が非常に遅い速度で**腐食**する状態．金属表面に緻密で保護性の高い**酸化膜**（**不動態皮膜**）が生成すると，それが拡散障壁となって金属を環境から隔離し，腐食速度を低下させるため，イオン化傾向が大きな金属であっても**貴金属**と同じような高い**耐食性**を示す．歯科で利用されている不動態化合金としては，純チタンや**チタン合金**，クロムを一定量以上含有する**ステンレス鋼**（Fe–Cr 合金），**コバルトクロム合金**および**ニッケルクロム合金**などがある．

825 不動態化 ふどうたいか
passivation
ある環境中で**卑金属**の表面に**不動態皮膜**が形成され，**貴金属**と同じような高い**耐食性**を示す状態になること．

826 不動態皮膜 ふどうたいひまく
passive film
〔同義語〕不動態膜
金属の表面に均一に生成し，金属を**不動態化**させる緻密で保護性の高い**酸化膜**．純チタンや**チタン合金**および**ステンレス鋼**や**コバルトクロム合金**は，それぞれ主に TiO_2 や Cr_2O_3 からなる半導体酸化膜が表面に形成され不動態化する．不動態皮膜の厚さは，通常 1 ～ 10 nm であり，非常に薄いため金属光沢には影響しない．また，不動態皮膜は薄いばかりでなく，それ自体が**腐食生成物**であることから，機械的作用により皮膜が剥離し腐食反応が生じても，瞬時に皮膜は自己修復し金属を再不動態化させる．

827 不透明度 ふとうめいど
opacity
不透明性の度合．**オペーク色**の**陶材**や**レジン**は下地の金属色を隠すために不透明度が大きいことが望ましい．一方，審美的修復材料では，小さいことが望ましいが，小さ過ぎるのも良くない．コントラスト比で表されることが多く，JIS T 6609–1 では $C_{0.70}=R_B/R_{0.70}$ で求められている．これは，反射率 70％の白色背景における厚さ 1 mm の試験片の視感反射率に対する黒色背景における同試験片の視感反射率の比であり，不透明体は 1，**透明性**が増すほど 0 に近づく．

828 部分安定化ジルコニア
ぶぶんあんていか―
partially stabilized zirconia
正方晶と立方晶が混在している**ジルコニア**．英名の頭文字をとって PSZ と略される．強度が高い．

829 プライマー
primer
接着において，**接着材**の**被着体**への**ぬれ性**や浸透性などの接着性を高めるために被着体表面を改質する表面処理剤．例として，レジン系接着材の象牙質への接着性を高めるデンティンプライマーには，主成分に親水性モノマーである HEMA が用いられる．同じく，**貴金属合金**と**陶材**に適用されるプライマーには，それぞれイオウ官能基を有するモノマーと**シランカップリング剤**が含まれている．

830 フラスコ
flask
義歯床用レジンの重合時に用いられる容器．上部（上盒《ごう》，上輪ともいう）・下部（下盒《ごう》，下輪ともいう），上蓋および底蓋からなり，接合部は緊密に接触している．この中にろう義歯を**石膏**で**埋没**し，ワックス部を融解・除去（**流ろう**）して生じた空隙に餅状レジンを塡入して**重合**させる．射出成形用や複模型作製用フラスコもある．熱伝導性と強度に優れた金属製が一般的であるが，マイクロ波重合用は繊維強化樹脂製である．

831 プラスチックストリップ

plastic strip

隣接面の成形修復時に，隔壁および形態付与のために用いられる帯状のプラスチック製薄片．光重合型コンポジットレジン修復の際，可視光線が透過できるように**透明性**をもたせている．厚さは，30 ～ 50 μm のものが多い．

832 フラックス

flux

①鋳造やろう付け時に，融解金属の酸化防止，被着面の酸化物除去や清掃を目的として使用される材料．**ホウ砂**，フッ化物などが使われる．②**陶材**やガラスの**焼成温度**を下げるために添加される物質．ホウ砂，炭酸塩などが使われる．

833 フリット

frit

陶材成分を混合したものを焼成融解し，水中急冷して得たガラス状の小塊．**中融陶材**や**低融陶材**の粉末は，このフリットをさらに細かく粉砕したものである．**陶材**の原材料の混合物を直接焼成するには1,300℃程度まで加熱する必要がある（**高融陶材**）が，フリットを用いることにより**焼成温度**を低くすることが可能となる．

834 ブリネル硬さ　―かた―

Brinell hardness

押し込み硬さの一種．直径 5 あるいは 10 mm の鋼球圧子を荷重 29.4 kN あるいは 4.9 kN で材料表面に押し込み，**荷重**を生じた圧痕の表面積で除した値を硬さ値とする．HB の記号で表す．

835 フルオロアパタイト

fluoroapatite

リン酸カルシウムとフッ素の化合物で，化学式は $Ca_{10}(PO_4)_6F_2$．**ハイドロキシアパタイト**より**耐酸性**に優れる．

836 プレッサブルセラミックス

pressable ceramics

インゴットを加熱軟化し，プランジャーで**鋳型**に圧入して成形する**ガラスセラミックス**．

837 フロー

flow

〔同義語〕加圧短縮率，流れ

〔類義語〕クリープ

一定の応力下で，粘弾性体が時間の経過とともに連続的に**塑性変形**する現象．**ワックス**では，ある温度で一定の圧縮力を一定時間負荷するときに示す**永久ひずみ**（加圧短縮率）としてフローの程度を数値化する．**インレーワックス**を窩洞に圧接成形するときのワックスの流れやすさや軟らかさを表す．

838 ブローチ

broach

〔同義語〕根管探針

根管治療時に使用する先端に細い金属針がついた器具．綿花を巻いて使う．

839 ブローパイプ

blow pipe

可燃性ガスと圧縮空気を混合燃焼させ，金属の鋳造，**ろう付け**のための高温の火炎をつくる加熱器具．2 本の管でガスと空気を別個に送り，それらの混合量を加減することによって炎の温度と強さを調節する．可燃性ガスとして都市ガスやプロパンガスを用いる．圧縮空気の代わりに助燃性ガスとして酸素を供給し，より高温の火炎をつくることもある．

840 ブローホール
blow hole
合金融解時の長時間加熱や**オーバーヒート**などによって吸収されたガスは凝固時に放出されるが，そのガスが鋳造体内に気泡として残存して生じた**鋳造欠陥**．

841 フロワブルコンポジットレジン
flowable composite resin
高い**流動性**を有する**コンポジットレジン**．コンポジットレジンの流れにくい性質を改善するために，従来のものより**フィラー**の含有量が少なく，流動性の高いTEGDMAなどのモノマー量が多くなっている．したがって，強さなどの**機械的性質**は他に比べて劣るものが多い．

842 粉液重合法 ふんえきじゅうごうほう
powder-liquid polymerization
アクリルレジンの粉（ポリマー）と液（モノマー）を混和した後に行う重合方法．**加熱重合レジン**では粉液を混和して餅状物とし，これを石膏型内に塡入後に**加熱重合**される．**即時重合レジン**では粉液を混和してスラリー状態で**石膏**やシリコーンゴムなどの型内に流し込んで**重合**させる（**流し込み法**）．修理用レジンでは粉と液を**筆積み法**などにより盛り上げ，室温で重合させる．

843 粉液比 ふんえきひ
powder-to-liquid ratio
粉末と液からなる**歯科材料**（**歯科用セメント**など）を**練和**する際の粉末と液の混合比．粉末の重量P(g)を液の量L(mLまたはg)で除した値(P/L)で表される．粉液比によってセメントの**被膜厚さ**，**硬化時間**，強さなどが大きく変化する．石膏模型材や**鋳造用埋没材**で用いられる**混水比**あるいは**混液比**とは逆数の関係になっている．

844 分極 ぶんきょく
polarization
電極に出入りする電流によって生じる電極電位の差．または，外部から電圧を加えて電極電位を平衡電位からずらすこと．高い電位側に電極電位をずらすことをアノード分極（陽分極），低い電位側にずらすことを**カソード分極**（陰分極）という．分極に伴って，流れる電流も変わる．

845 分極抵抗 ぶんきょくていこう
polarization resistance
〔同義語〕抵抗分極
電極電位の増分を電流の増分で除した値．通常，分極抵抗は**腐食電位**の近傍において，定電位法，定電流法あるいはクーロスタットを用いて測定される．多くの腐食系で，分極抵抗と腐食速度は反比例することが知られている．

846 分散強化 ぶんさんきょうか
dispersion strengthening
基質（マトリックス）に他の粒子（**フィラー**）を分散させることによって材料を強化すること．

847 分散強化型アマルガム合金 ぶんさんきょうかがた―ごうきん
dispersion-strengthened amalgam alloy
〔同義語〕混合組成型アマルガム合金
削片状Ag–Sn合金と球状Ag–Cu共晶合金を混合した高銅型アマルガム用合金は，低銅型合金と高銅型合金の粉末を混合した混合組成型と，最初から銅量を多く含有する**合金**の粉末からなる単一組成型に分類できる．前者の混合組成型を分散強化型と称する．

848 **分散効果**　ぶんさんこうか
dispersion effect
中性分子間に働く**ファンデルワールス力**の中核となる力．中性分子において時間的な電子分布の非対称性により生じた電気双極子同士の静電引力がもとになる力で，**接着**などに重要な寄与をする．

849 **分散相**　ぶんさんそう
dispersed phase
〔同義語〕分散質
気体，液体または固体媒質中に分散している数 nm ～数 μm の微細なコロイド状の粒子．媒質を分散媒という．分散媒が気体の場合をエアロゾルとよぶ．分散媒・分散相が液体の場合は乳濁液，分散媒が液体，分散相が固体の場合を懸濁液とよぶ．

850 **分子間力**　ぶんしかんりょく
intermolecular force
分子間や高分子内に働く力．**ファンデルワールス力**や**水素結合**，イオン間相互作用などにより引き合う力．分子集合体の凝集エネルギーに寄与している．異種分子間の引力は接着力のもととなる．

851 **分離剤**　ぶんりざい
separating media
同種あるいは異種材料同士が**接合**することを防止したり，離型を容易にしたりするために用いる材料．**レジン**や**ワックス**用の分離剤がある．前者はアルギン酸塩水溶液，後者には**界面活性剤**，グリセリンなどが用いられる．

へ

852 **平均分子量**　へいきんぶんしりょう
average molecular weight
高分子材料の平均的な分子量．一般に高分子材料は**重合度**にばらつきがあり，その結果，分子量には分布がある．したがって，平均分子量によって高分子の大きさを表す．平均の求め方によって，数平均分子量，重量平均分子量，粘度平均分子量などがあり，一般に各々の平均値は一致しない．

853 **ベイルビー層**　—そう
Beilby layer
〔同義語〕ベルビー層
高度に**研磨**した金属の最表面にある加工変質層．強く**変形**し結晶配列の崩れた無構造の層．

854 **ベースプレートワックス**
base plate wax
主に義歯の作製に用いる歯科用パラフィンワックス．咬合堤を作製するための板状ワックス．

855 **β半水石膏**　べーたはんすいせっこう
beta calcium sulfate hemihydrate
普通石膏の主成分．化学式は，$CaSO_4 \cdot 1/2H_2O$．**二水石膏**を空気中で 120 ～ 130℃で乾式加熱することにより得られる．粉末状であり，粉末粒子は不定形で多孔質である．適正な量の水と**練和**すると泥状（スラリー）になり，その後数分～数十分で硬化し二水石膏となる．**硬化反応**は以下のような発熱反応である．
$CaSO_4 \cdot 1/2H_2O + 3/2H_2O \rightarrow CaSO_4 \cdot 2H_2O + 4,600\ cal/mol$（$19.3\ kJ/mol$）

856 **ヘビーボディタイプ**
heavy body type
ゴム質印象材で，フィラー量が多い高粘稠度の印象材．**流動性**の高い**インジェクションタイプ**の**印象材**を併用する連合印象において，一次印象用として用いられる．

857 **HEMA** へま
2-hydroxyethyl methacrylate
2-ヒドロキシエチルメタクリレートの略称．水に可溶性の有機液体で，重合性基-疎水性基-親水性基が並んだ構造をもち，**生体適合性**に優れた**親水性**のモノマー．疎水性基は水の侵入を抑制して接着界面の耐久性に寄与し，親水性基は歯質への親和性と反応性を向上させるとされている．歯科ではデンティンプライマー，**ボンディング材**，**セルフエッチングプライマー**の成分として使用され，**レジン添加型グラスアイオノマーセメント**の液にも添加されている．また，このポリマーはコンタクトレンズなどの医用材料の原料として使われている．

858 **変位計** へんいけい
displacement meter
差動トランスや**レーザー**，超音波，渦電流センサーなどを用いて対象物の移動量（位置）を測定する装置．位置の変化や**寸法変化**,厚さなどの測定が可能である．

859 **辺縁着色** へんえんちゃくしょく
marginal discoloration
修復物の辺縁部が**着色**されること．**辺縁漏洩**等が原因で，**コンポジットレジン**では飲食物などにより修復物の辺縁が着色される．修復物が金属の場合は**変色**や**腐食生成物**により辺縁部などが着色することがある．

860 **辺縁破折** へんえんはせつ
marginal fracture
成形修復材に咬合力などの**荷重**が繰り返し作用したとき，窩洞辺縁部で修復物が破折する現象．辺縁破折により修復物と窩洞の間に隙間が生じると，二次う蝕や**辺縁漏洩**の原因となる．

861 **辺縁封鎖性** へんえんふうさせい
marginal sealabilty
修復材料と歯質の接合辺縁部での密着状態の度合．歯との**接着**あるいは密着性がよくない材料では，辺縁封鎖性が劣っていることが多い．**接着性レジン**や**グラスアイオノマーセメント**は，歯質との接着性が良好で辺縁封鎖性に優れる．

862 **辺縁漏洩** へんえんろうえい
marginal leakage
窩壁と修復物との間に生じた間隙から口腔液が侵入すること．修復物の硬化時の収縮や歯と修復物の**熱膨張係数**の違いなどで生じた間隙から**微小漏洩**（マイクロリーケージ）が起こり，二次う蝕の発生や修復物の脱落の原因となる．窩壁と修復物間の強固な結合が辺縁漏洩の防止に重要である．

863 **変形** へんけい
deformation
外力が作用して材料に生じる形状の変化．変形には外力を取り去るとただちに回復する**弾性変形**と，復元しない**塑性変形**がある．

864 **変色** へんしょく
①tarnish, ②discoloration
①硫化や酸化によって金属表面の色が変化する現象．②歯や修復材料の表面にコーヒーやタバコなどの着色物質が沈着することによって起こる物理的現象および添加色素の酸化などによる**レジン**や**セ**

ラミックスの色の変化.

865 偏析　へんせき
segregation
合金が凝固する際，場所により成分の不均一が生じる現象．**液相点**と**固相点**の差が大きい場合，凝固開始部と終了部で合金中の成分濃度に差が生じ，合金全体が均一になりにくい.

866 変態　へんたい
transformation
〔同義語〕多形転移
温度や圧力により，物質の状態が変わる現象．気体・液体・固体間や固体内でも起こる．金属の場合にはとくに変態というが，金属以外の場合には**相転移**という．無機物質では多形および多形転移と称する場合もある.

867 変態温度　へんたいおんど
transformation temperature
〔同義語〕変態点
結晶構造が変化する温度．単位：℃．この温度を境に**物理的性質**や**機械的性質**が大きく変化する.

ほ

868 崩壊性　ほうかいせい
disintegration
歯科用セメントなどが口腔内環境に曝されることにより，材料が劣化し細かく分解する性質.

869 崩壊度　ほうかいど
degree of disintegration
歯科用セメントなどが口腔内環境に曝されることにより，材料が劣化し細かく分解する程度.

870 ホウケイ酸ガラス　―さん―
borosilicate glass
ケイ酸を主成分としたガラス原料に**ホウ砂**を混ぜて融解して得た低膨張の耐熱，硬質ガラス．PYREX® などの商標で知られる．**耐火性**と耐薬品性に優れたガラスとして，主に理化学用に使用されている.

871 ホウ砂　―しゃ
borax
化学組成は $Na_2B_4O_7\cdot 10H_2O$ または $Na_2[B_4O_5(OH)_4]\cdot 8H_2O$．ボラックスともよぶ．加熱すると無水塩となり，さらに加熱すると 880℃付近で融解しガラス状になる．このときに金属酸化物を還元・除去するので**フラックス**として用いられている．また，**寒天印象材**の**ゲル**の強化剤や，**石膏**の**硬化遅延剤**として用いられている．**低融陶材**には**焼成温度**を下げるために添加されている.

872 膨潤　ぼうじゅん
swelling
物質が液体を吸収して膨らむこと．とくに，高分子ゲルが液体を吸収して膨らむこと.

873 防食　ぼうしょく
corrosion prevention
金属の**腐食**を防ぐこと．工業的には，環境中の腐食の要因となる反応物質と金属表面を遮断するための**表面処理**（塗装やめっき），防錆剤（腐食抑制剤）の使用および電気防食などがよく行われている．しかし，これらの積極的な防食法は，口腔内の金属製修復物・補綴装置や顎骨内に埋植されたインプラントに適用することはできない．口腔内で腐食を抑制するためには，①**耐食性**の高い**合金**の選択，②異種金属接触の防止，③適切な鋳造（**鋳**

造欠陥の減少)，④**研磨**による金属表面の平滑化などが有効である．

874 **飽和**　ほうわ
saturation

最大限度に達して，それ以上増加しなくなること．一定条件の下で，ある量を増していくにつれて他の量が増加する場合に，後者の増加が限度に達し，もはや安定状態としては一定値を超えなくなることを飽和状態，または飽和に達したという．飽和溶液，飽和蒸気圧，飽和化合物など．

875 **保持力**　ほじりょく
retentive force

〔同義語〕維持力
装着された修復物を支台歯などの**被着体**から引き離すのに抵抗する力．**合着材**の**接着強さ**や**被膜厚さ**，被着物と修復物の形状や寸法などに依存する．単位：N

876 **保存性**　ほぞんせい
preservability

材料の形態・特性などを所定の期間中劣化させることなく維持できる性質．

877 **ホットスポット**
hot spot

流入する融解金属(溶湯)の衝突によって埋没材壁面が局部的に加熱され，その部分での**鋳造体**の凝固が遅れることにより**凝固収縮**によるくぼみとなる**鋳造欠陥**．

878 **ポリアシッド添加型コンポジットレジン**　—てんかがた—
polyacid-modified composite resin

〔同義語〕コンポマー
フッ化物を含有したアルミノケイ酸塩ガラス粉末と多価のカルボン酸モノマーを添加した改良型コンポジットレジン．添加したカルボン酸モノマーの**重合**により得られる**ポリカルボン酸**が口腔内で吸収した水分によって**フィラー**と酸-塩基反応を起こしてさらに硬化が進みフッ素を徐放する．このようにグラスアイオノマーセメント様の特性を期待する**コンポジットレジン**．

879 **ポリウレタン樹脂**　—じゅし
polyurethane

主鎖内にウレタン結合をもつ**高分子化合物**の総称．柔軟性に富み**着色**も容易なことから，一般にエラストマーやフォームとして広く用いられている．歯科では顎顔面補綴装置の作製や矯正用のゴムなどに用いられている．

880 **ポリエーテルゴム印象材**
—いんしょうざい
polyether rubber impression material

分子両末端にエチレンイミン環をもつポリエーテルを基材とする**弾性印象材**．触媒の芳香族スルホン酸エステルによる開環付加反応によって硬化する．弾性回復性，**寸法安定性**に優れているが，弾性ひずみが小さいために，深いアンダーカット部の印象採得には不向きである．**付加型シリコーンゴム印象材**に比べ，**永久ひずみ**は大きい．

881 **ポリエステル樹脂**　—じゅし
polyester

多価アルコールと多価カルボン酸との重縮合によって得られる**高分子化合物**の総称．PET(ポリエチレンテレフタレート)ボトルや繊維などに用いられる．

882 **ポリカーボネート樹脂**　—じゅし
polycarbonate

主鎖内にカーボネート結合をもつ**高分子化合物**の総称．**透明性**が高く，**衝撃強さ**が大きい．**矯正用ブラケット**や暫間被覆冠に用いられるほか，**射出成形**や加熱圧縮成形による義歯床の作製にも用いられる．

883 **ポリカルボキシレートセメント**

polycarboxylate cement

カルボキシレートセメントともいう．**酸化亜鉛**を粉部，ポリアクリル酸水溶液を液部とするセメント．亜鉛イオンとカルボキシ基とが**イオン結合**して硬化する．歯質や**卑金属**と化学的に**接着**する．**歯髄刺激性**が軽微である．

884 **ポリカルボン酸**　—さん

polycarboxylic acid

分子内にカルボキシ基を2個以上もつ多価カルボン酸の総称．**ポリカルボキシレートセメント**や**グラスアイオノマーセメント**の液部に用いられるポリアクリル酸などがある．

885 **ポリサルファイドゴム印象材**

—いんしょうざい

polysulfide rubber impression material

〔同義語〕ポリサルファイドラバー印象材

ポリサルファイドを基材とする**弾性印象材**．液状ゴム末端のSH基と酸化剤（無機酸化物や二酸化鉛）との反応により，水を**副生成物**として重縮合し，三次元網目構造を形成して硬化する．**ゴム質印象材**のなかで最も**硬化時間**が長く，**永久ひずみ**が大きい．

886 **ポリシロキサン**

polysiloxane

シロキサン結合の連鎖からなるポリマーの総称．そのうち有機基をもつものをシリコーンという．シリコーン樹脂，シリコーンゴム，シリコーンオイルとして用いられる．

887 **ポリスルフォン樹脂**　—じゅし

polysulfone

分子内にスルホン結合を有する**熱可塑性樹脂**．義歯床用アクリルレジンに比べて**衝撃強さ**が大きいことが特徴．**射出成形**や加熱圧縮成形によって義歯床の作製に用いられる．

888 **ポリビニルシロキサン**

poly (vinyl siloxane)

分子側鎖にビニル基をもつ**ポリシロキサン**．ビニルシリコーンともいう．**付加型シリコーンゴム印象材**の基材として用いられる．

889 **ポリマー/モノマー比**　—ひ

polymer-to-monomer ratio

アクリルレジンの**粉液重合法**におけるポリマー粉末とモノマー液の混合比（**粉液比**）．適正な混合比は重量比で2～2.5である．**即時重合レジン**の一種である**流し込みレジン**では，**流動性**をもたせるためにモノマー量を多くする目的で，重量比で1.5～1.8程度である．ポリマー/モノマー比は，餅状化時間や重合後の**レジン**の物性に大きく影響する．

890 **ポリメチルメタクリレート**

poly (methyl methacrylate)

〔同義語〕ポリメタクリル酸メチル，PMMA

メチルメタクリレートのポリマー（重合体）で，**熱可塑性**を有する線状高分子．PMMAが略称．**義歯床用レジン**，**義歯床用裏装材**，接着性レジンセメントなどの粉部として用いられる．

891 **ボンディング**

bonding

接着あるいは結合のこと．歯科領域では歯質と修復物の接着をさす場合が多い．両者の接着力を高めるために用いられる材料を**ボンディング材**とよんでいる．コンポジットレジン修復では，**接着性モノマー**を含むボンディング材が用いられる．

892 **ボンディング材（接着修復）** —ざい
bonding agent
接着材のこと．歯質と**コンポジットレジン**との**接着**をはじめ，多くの歯科接着に各種の**接着性モノマー**を配合したボンディング材が用いられる．

ま

893 **マイクロフィラー型コンポジットレジン** —がた—
microfiller composite resin
〔同義語〕超微粒子型コンポジットレジン，マイクロフィラー配合型コンポジットレジン
粒径が 0.01 ～ 0.4 μm の超微粒子シリカを**フィラー**として 32 ～ 50 vol%配合した修復用コンポジットレジン．**ハイブリッド型コンポジットレジン**に比べてフィラーの配合量が少ないため，強度が低く**重合収縮**や**吸水量**，**熱膨張係数**は大きいが，研磨性に優れる．

894 **マイクロモーターハンドピース**
micromotor handpiece
小型の直流モーターを内蔵した**ハンドピース**．**回転速度**は 500 ～ 120,000 rpm．回転方向を切り替えられる．**エアタービン**に比べて**トルク**が大きい．

895 **埋没** まいぼつ
investing
①**鋳造用埋没材**を用いて**鋳造用リング**などの中に**ワックスパターン**を埋め込むこと．金属や**セラミックス**を鋳込むための空洞を**鋳型**に形成する目的で行う．②**ろう付け用埋没材**を用いて被ろう付け物を埋め込むこと．被ろう付け物を正確な位置関係に保ち固定するために行う．③**石膏**やシリコーンゴムを用いて，レジン床義歯やスプリントとなるろう義歯，ワックスパターンあるいは複製したい義歯をフラスコ内に埋め込むこと．**レジン**や複模型材を塡入もしくは流し込むための空洞を形成する目的で行う．

896 **埋没器** まいぼつき
investing unit
鋳造用埋没材で**ワックスパターン**を**埋没**するために用いられる装置．ワックスパターンへの気泡の付着を防ぐ手段として，真空（減圧）または加圧下で埋没する機種がある．

897 **埋没法** まいぼつほう
investing method
埋没を行うための種々の方法．①鋳造用埋没の場合，**鋳造用リング**の有無により**リング埋没法**と**リングレス埋没法**がある．埋没材泥中の気泡除去の方法からは，真空埋没法や加圧埋没法がある．また，**円錐台**に植立した**ワックスパターン**の埋め込み方法により，注入法とでもいうべき一般的方法と挿入法がある．さらに，ワックスパターンを取り囲む埋没材が一重か二重かによって，単一埋没法と**二重埋没法**がある．②**石膏**を用いたレジン成型用埋没の場合，ろう義歯をフラスコ埋没する際の回数から，計 2 回で埋没する方法と 3 回に分ける方法がある．また，義歯の**人工歯**やクラスプなどの各装置をフラスコ上部と下部のどちらにおさめるかにより，アメリカ法やフランス法がある．

898 **埋没ろう付け** まいぼつ—づ—
investment soldering
ろう付けしようとするものの位置を正しく設定し，ろう付け部位だけが露出する

ようにろう付け用埋没材で埋没固定して行うろう付け法．加熱に時間はかかるが，流したい部位だけに**ろう**を流し，正確な位置でろう付けすることができる．

899 **前ろう付け**　まえ―づ―
presoldering
陶材を焼き付ける前にブリッジを**ろう付け**する方法．使用する**ろう**は，陶材の**焼成温度**より高い融解温度のものでなければならない．

900 **マグネシア**
magnesia
〔同義語〕酸化マグネシウム
化学式は MgO．酸化マグネシウムともよぶ．可視光の反射率が高いので白色の標準として用いられるほか，**リン酸塩系埋没材**の**結合材**として用いられている．

901 **マクロフィラー型コンポジットレジン**　―がた―
macrofiller composite resin
〔同義語〕マクロフィラー配合型コンポジットレジン
粒径が 10～100 μm の**シリカ**を**フィラー**として 60～80 mass％（50 vol％）配合した**コンポジットレジン**．開発初期のコンポジットレジンで従来型ともよばれるが，現在ではほとんど用いられていない．

902 **曲げ試験**　ま―しけん
bending test
〔同義語〕たわみ試験
材料に曲げモーメントがかかったときの変形抵抗や破断強さを求めるための試験．通常 3 点曲げ試験，4 点曲げ試験が用いられる．**曲げ強さ**は，試験片の形状と曲げモーメントから計算できる．曲げ弾性係数は，試料の**たわみ**を測定し，梁のたわみ式から計算する．

903 **曲げ強さ**　ま―つよ―
bending strength
〔同義語〕たわみ強さ
試験片を曲げたときの強さ．四角柱または円柱試験片の両端を 2 点で支持し，中央部の 1 点（3 点曲げ試験）または 2 点（4 点曲げ試験）を作用点として，破断するまで押し曲げたときの最大荷重から求めた最大引張応力．単位：Pa

904 **摩擦**　まさつ
friction
接した二つの材料が相対運動をするときに，その接触面で運動を阻止しようとする抵抗力．相対運動の有無によって動摩擦と静止摩擦，また相対運動の種類によってすべり摩擦と転がり摩擦がある．

905 **摩擦係数**　まさつけいすう
coefficient of friction
接触面に働く摩擦力と接触面の垂直荷重との比．相対運動の容易さを表す尺度．材料の組み合わせ，接触面の状態，潤滑剤の有無などに影響される．

906 **マトリックスレジン**
matrix resin
コンポジットレジンなどの**複合材料**で連続相を構成する**レジン**．これに対してフィラー粒子を**分散相**という．

907 **摩耗**　まもう
wear
二種以上の物質が接触して相対運動したときに材料表面がすり減る現象．材料の種類，接触状態などに大きく影響される．すべり摩耗，ころがり摩耗，衝撃摩耗，フレッティング摩耗，キャビテーションなどがある．強さの近い材料間では凝着摩耗，極端に強さが異なる材料間にはアブレシブ摩耗が起こる．**疲労**や**腐食**が組み合わさると摩耗が加速される．

908 摩耗試験 まもうしけん
wear test

摩耗現象を調べる試験法．**摩耗**には，二物体の相対的すべり運動によるすべり摩耗のほか，転がり運動，衝突運動などによる場合がある．摩耗現象は，アブレシブ摩耗，凝着摩耗，疲労摩耗，腐食摩耗などに大別される．

909 マルテンサイト
martensite

通常の原子拡散を伴う**変態**ではなく，原子がせん断的に集団で移動し，結晶格子の**変形**を起こし相変態する結果生じる生成物．**炭素鋼**では，**オーステナイト**を冷却するとパーライトに共析変態するが，急冷（**焼入れ**）するとその変態が阻止され中間状態のマルテンサイト相が生成する．**鋼**以外でも Fe-Ni 合金，高マンガン鋼，Fe-Cr-Ni 合金，Ti 合金，Cu-Al 合金などでも生成する．ニッケルチタン（NiTi）合金では加熱と冷却を繰り返すと母相とマルテンサイト相が可逆的に変化する．これを熱弾性型マルテンサイトといい，形状記憶効果と関連がある．

910 マンセル表色系 —ひょうしょくけい
Munsell color system

〔同義語〕マンセル色票系

マンセル（A.H.Munsell）が考案した色票集に基づき，ヒュー（**色相**），バリュー（**明度**），クロマ（**彩度**）の三属性によって表面色を系統的に表すシステムである．米国光学会で各属性の尺度を感覚的に等歩度となるように修正したマンセル表色系が広く利用されている．たとえば，ヒューが 5R，バリューが 5，クロマが 12 という中明度で高い彩度の赤色は 5R 5/12 と表す．無彩色の場合には，バリューの値の前に *N* を付して，たとえば *N*7 と表す．JIS 標準色票もこれに基づいている．

911 マンドレール
mandrel

ハンドピースに固定するための軸（棒）をもたない**ディスク**，ホイールや研磨用ブラシをハンドピースに装着するための固定用軸（棒）．通常，軸の一端に固定用のネジを有し，ここにディスクやホイールなどを装着し，反対側の部分をハンドピースに挿入，固定して使用する．

み

912 密度 みつど
density

単位体積当たりの質量．単位：g/cm^3．比重（specific gravity）は，ある体積の物質の質量と標準物質（通常は 4℃の水）の質量との比であり，密度と区別される．

913 蜜ろう みつ—
beeswax

ミツバチの腹部にあるろう腺から分泌される**ワックス**．室温では脆いが体温では軟化する．**スティッキーワックス**の主成分で，**パラフィンワックス**に添加するとしなやかさと光沢を増す．

む

914 無影灯 むえいとう
shadowless light

治療用の照明器械．器具や術者の手などによる影が生じないように工夫された照明（ライト）．光源には**ハロゲンランプ**

が用いられ，光を散乱させるための反射板が組み込まれている．

915 **無機材料**　むきざいりょう
inorganic material
一般には**有機材料**以外のものをさすが，歯科ではさらに**金属材料**を除外した材料の総称．金属の**酸化物**，窒化物，硫化物およびこれらの化合物．歯科用材料では，**石膏**，埋没材，**陶材**，**研磨材**，有機系のものを除いたセメントなどが無機材料とみなされる．

916 **無機質フィラー**　むきしつ—
inorganic filler
レジンの**物理的・機械的性質**を改善するためレジン中に加えられる無機質の微細な粒子あるいは繊維．これを加えた材料が**コンポジットレジン**である．無機質フィラーには主として**シリカ**（**石英**）が用いられる．

め

917 **明度**　めいど
value
色相，**彩度**とともに色の三属性の一つであり，同様に照明された白色面の明るさと比較して，相対的に判断される対象面の明るさ，およびそれを数値化した値を表す．CIE1976 明度 L^* は心理計測明度ともよばれ，完全拡散反射面を 100，視感反射率 0 の面を 0 として，物体面の心理的明るさを表すように数値化されている．マンセル・バリューは L^* の 1/10 の値となる．

918 **メタケイ酸リチウム**　—さん—
lithium metasilicate
化学式は $Li_2O \cdot SiO_2$．プレス用および CAD/CAM 切削用ガラスセラミックス中に分散されている粒状結晶．**二ケイ酸リチウム**の前駆体でもある．

919 **メチルメタクリレート**
methyl methacrylate
〔同義語〕メタクリル酸メチル，MMA
歯科で用いられる代表的なモノマーの一種．MMA が略称．義歯床用アクリルレジンや**即時重合レジン**など，多くの歯科用レジンのモノマーとして用いられる．

920 **面心立方格子**
めんしんりっぽうこうし
face-centered cubic lattice
〔同義語〕最密立方構造
立方体の八つの頂点と六つの面の中心に原子を配置した構造の結晶格子．**最密六方格子**とともに最密充填となる．例：Ag，Au，Cu，Pt，Al

も

921 **モース硬さ**　—かた—
Mohs hardness
引っかき硬さの一種．鉱石の**硬さ**を表す比較尺度．1～10 段階（1 滑石，2 石膏，6 正長石，7 石英，10 ダイヤモンド）の硬さ基準石に分類されており，未知試料を基準石と摺り合わせたときの傷の有無により，硬さを相対的に評価する．新モース硬さ（修正モース硬さ）では，15 段階に分類されている．

922 **模型材**　もけいざい
model material
口腔内の形態を再現する模型用の材料．1 本の歯の模型を歯型とよび，そのための模型材をとくに**歯型材**という．一般に，**普通石膏**，**硬質石膏**，**超硬質石膏**が用いられるが，エポキシ樹脂，**アクリルレジン**なども使用される．レジン系材料はとくに歯型材として用いる場合が多い．

923 **模型用石膏**　もけいようせっこう
model plaster
歯科用石膏のなかで研究用模型，作業用模型の作製に用いられる**石膏**．研究用模型には安価な**普通石膏**，作業用模型には**寸法精度**および**機械的性質**の良好な硬質および**超硬質石膏**が用いられる．

924 **餅状化時間**　もちじょうかじかん
doughing time
義歯床用アクリルレジンのポリマー / モノマー混和物が餅状化するまでの時間．混合によりポリマー粒子表面がモノマーに溶解・**膨潤**し，湿った砂状，糸引き状を経て餅状態へと変化する．室温の上昇，ポリマー量の増大，ポリマーの分子量および粒子径の減少により，餅状化時間は短くなる．

925 **餅状レジン**　もちじょう—
doughlike stage resin
義歯床用アクリルレジンの粉末と液の混和物で，つきたての餅のような**可塑性**を示す状態のもの．この状態の時期に石膏型に填入する．このような成形法をドウ (dough) 成形法という．

926 **モデリングコンパウンド**
modeling compound
主として天然の樹脂とワックス類の混合物からなる**熱可塑性材料**．粘膜面の印象（**インプレッションコンパウンド**）や個人トレーの作製（**トレーコンパウンド**）に用いられる．

927 **モノリシッククラウン**
monolithic crown
一種類の材質から構成されたクラウン．たとえば，**陶材**を前装しないジルコニア単独で製作されたクラウン．

や

928 **焼入れ**　やきい—
quenching
熱処理可能な**合金**を高温の単相状態から室温以下の温度に急冷する操作．**金合金**では**溶体化処理**に相当し軟らかくなるが，**鋼**では**マルテンサイト変態**が起こり硬くなる．

929 **焼付強さ**　やきつけつよ—
bond strength (between porcelain and metal)
陶材焼付における**合金**と**陶材**との間の結合強さ．金属表面に対してフッ酸処理，**研磨**，**ディギャッシング**，ボンディングエージェントなどの**表面処理**を行い，焼付強さを向上させる．フッ酸処理は金属表面を清浄化し，ディギャッシングは金属表面に**酸化膜**を形成させて陶材との**ぬれ**を向上させる．単位：Pa

930 **焼なまし**　やき—
annealing
〔同義語〕焼鈍
加工硬化した金属を加熱することによって**ひずみ**のない新しい**結晶粒**を出現させ，加工前の状態に戻す操作．

931 **焼戻し**　やきもど—
tempering
焼入れした**鋼**を**変態温度**以下で再加熱し，粘り強さ，**靱性**を与える操作．

932 **ヤング率**　—りつ
Young's modulus
〔同義語〕縦弾性係数
材料の比例限度以内の単純な垂直応力とその方向に生じる垂直ひずみの比．単位：

Pa．Thomas Young により導入されたことからヤング率とよばれる．一般に**弾性係数**とよばれるが，正確には縦弾性係数である．

ゆ

933 有核組織　ゆうかくそしき
cored structure
〔同義語〕コアリング，有芯組織
固溶体合金を融液状態から急速に冷却し非平衡凝固させた場合にみられる**凝固組織**．組織は均質でなく，**結晶**の中心と周辺で組成が異なる**偏析**が生じている．また，**歯科用セメント**やアマルガムにおいて未反応粒子（コア）のまわりを硬化生成物（マトリックス）が取り囲んだ二相構造を有核組織とよぶこともある．

934 有機高分子材料
ゆうきこうぶんしざいりょう
organic polymer material
モノマーの**重合**によって合成される分子量が $10^4 \sim 10^6$ 程度の**有機材料**．種類により，ゴム，**レジン**，繊維，オイルなどの性状を示す．**印象材**，歯科用レジンなどの主要な成分．

935 有機材料　ゆうきざいりょう
organic material
炭素を主体とし，ほかに水素や酸素などが**共有結合**してできた有機化合物からなる材料．一般的に**密度**が小さく，熱および電気の伝導性が乏しく，**熱膨張係数**が大きい．

936 有機質フィラー　ゆうきしつ—
organic filler
複合レジンの**分散相**などに用いられる**フィラー**の一種．有機ポリマーの微粒子など．

937 有機質複合フィラー
ゆうきしつふくごう—
organic composite filler
〔同義語〕有機複合フィラー
あらかじめレジンモノマーに**コロイダルシリカ**を高密度で配合して**重合**し，粉砕して作製したコンポジットレジン用の**フィラー**．これを**コンポジットレジン**のモノマーに混合すると，コロイダルシリカを単独で混合する場合よりも同じ**粘度**で配合率を上げることができる．

938 ユージノール
eugenol
水酸基に対してオルト位にメトキシ基をもち，パラ位にアリル基をもつ芳香族化合物．チョウジ油の主成分で歯髄の鎮痛消炎効果がある．**酸化亜鉛ユージノールセメント**（ZOE セメント）や**酸化亜鉛ユージノール印象材**の液成分に用いられる．**酸化亜鉛**と混ぜるとキレート化合物（ユージノール亜鉛）を生成し硬化する．**レジン**の重合阻害作用をもつ．

939 UDMA　ゆーでぃーえむえー
UDMA
ウレタン結合を主鎖にもつ**多官能性モノマー**であるウレタンジメタクリレート（urethane dimethacrylate）の略称．**光重合型コンポジットレジン**のモノマーとして用いられる．Bis-GMA と同様に**粘性**が高く，**親水性**はやや高いモノマー．

940 ユーティリティワックス
utility wax
室温で軟らかく粘着性がある**ワックス**．**蜜ろう**を主成分としている製品が多い．咬合採得やトレー辺縁部の修正，仮着などに広く用いられる．

941 **融点** ゆうてん
melting point
固相状態の物質が加熱により融解し液相と平衡となる温度．純物質では融点は一定であり，**凝固点**と一致する．単位：℃

942 **誘導体** ゆうどうたい
derivative
ある化合物分子の一部を他の原子団で置換したり，他の化合物と反応させて派生的に生成した化合物．たとえば，**義歯床用レジン**のモノマーである**メチルメタクリレート**［$CH_2=C(CH_3)COOCH_3$］は，エチレン（$CH_2=CH_2$）の水素原子を CH_3 基と $COOCH_3$ 基で置換したエチレン誘導体である．

943 **湯境い** ゆざか―
cold shut
複数スプルーから鋳込まれた場合などに，流れ込む融解金属（溶湯）が混ざり合う前に凝固し，鋳造体表面に不完全な**接合**による境ができる**鋳造欠陥**．

944 **湯溜り** ゆだま―
reservoir
凝固収縮に伴う**鋳造欠陥（引け巣）**を防ぐために，**スプルー線**に取り付ける球状の構造物．**鋳造体**への融解金属（溶湯）の補給を行い，最終凝固部が鋳造体にできないようにするために，湯溜りは**ワックスパターン**に近接して取り付ける．

945 **湯流れ** ゆなが―
molten metal flow
鋳込み時において，融解金属（溶湯）が鋳型内空洞へ流入する挙動．

946 **湯回り不良** ゆまわ―ふりょう
misrun
融解金属（溶湯）が鋳型内空洞を完全に満たし終わらないうちに凝固してしまう現象．

よ

947 **溶解性** ようかいせい
solubility
ある溶媒に溶質が溶解する性質．

948 **溶解度** ようかいど
solubility
ある溶質が溶媒に溶解する限度．すなわち，溶液が溶けきれない溶質と共存し両者間に平衡が成立している場合，その溶液を飽和溶液といい，その溶液中における溶質の濃度を飽和濃度または溶解度という．一般的には飽和溶液 100 g に含まれる溶質の量をグラム数で表す．

949 **溶出** ようしゅつ
dissolution
ある成分が固体から溶け出してくること．レジン系材料では未重合モノマーなどが口腔内に溶出することがありうる．

950 **溶接** ようせつ
welding
同種または異種金属を**接合**させるために，接合部分を局所的に高温加熱あるいは摩擦圧接などにより，直接融解し接合する方法．

951 **溶接強さ** ようせつつよ―
welding strength
母材を融解して**接合**する**溶接**における接合部分の強さ．溶接部の強度や**延性**は母材と同等の性質を示すとは限らないため注意が必要である．融解加熱に伴う熱影響部や接合部分における性質の変化，**変形**と収縮，**残留応力**などが問題となる．

952 **溶存酸素** ようぞんさんそ
dissolved oxygen
水中または一般に液相中に溶解している分子状酸素．溶存酸素は金属腐食の要因になる．金属間の隙間内外で生じた溶存酸素濃度の差異で形成される，酸素濃淡電池腐食（通気差腐食）が**隙間腐食**の一つとして知られている．また医療機器の生物学的試験法の一つである細胞を用いた試験法では，培地中に十分な溶存酸素がないと細胞は障害を受けるので，通常は CO_2 を5％含む空気を通気して培養している．

953 **溶体化処理**　ようたいかしょり
solution heat treatment

合金を固溶限以上あるいは**変態温度**以上に加熱保持して均一な**固溶体**にしたのち，析出あるいは**変態**を生じないように低温に急冷して過飽和固溶体を得る処理．歯科用金合金や**金銀パラジウム合金**では**軟化熱処理**となる．

954 **予防塡塞材**　よぼうてんそくざい
prophylactic sealant

〔同義語〕シーラント，小窩裂溝封鎖材
う蝕の罹患を予防する目的で用いられる材料．予防的に臼歯部の小窩や裂溝に塗布あるいは塡塞して，食物残渣や細菌の侵入を防ぐ．乳幼児に対して用いる場合が多い．レジン系材料や**グラスアイオノマーセメント**などがあり，とくに後者はフッ素徐放能が高いため予防効果が大きい．

955 **予防塡塞用レジン**
よぼうてんそくよう―
prophylactic sealant resin

〔同義語〕レジン系シーラント
う蝕好発部位である咬合面の小窩，裂溝を予防的に封鎖してう蝕の発現を抑制する材料．Bis-GMA を主成分とする**光重合型レジン**が用いられる．**流動性**を重視する分，**歯冠修復用レジン**に比べ機械的性質は劣る．

956 **4-AET**　よんえーいーてぃー
4-AET

トリメリット酸4-アクリロイルオキシエチル(4-acryloyloxyethyl trimellitate)の略語．分子構造中にカルボキシ基を有し，**ボンディング材**や**プライマー**に配合されている．カルボン酸系接着性モノマーの一種．

957 **4-META**　よんめた
4-META

無水トリメリット酸4-メタクリロイルオキシエチル(4-methacryloyloxyethyl trimellitate anhydride）の略語．**接着性モノマー**として**ボンディング材**や**レジンセメント**に配合されている．水と反応すると無水物の構造から二つのカルボキシ基が生じるため，カルボン酸系のモノマーに分類される．

ら

958 **ライトボディタイプ**
light body type

ゴム質印象材で，同系の**印象材**のなかでペーストの**粘度**が低いタイプ．ほかに，粘度の最も高いパテまたはヘビーボディ，粘度が中位のレギュラーボディ，最も低いウルトラライトボディやインジェクションなどのタイプがある．

959 **ラジカル重合**　―じゅうごう
radical polymerization

〔同義語〕遊離基重合
モノマーの**付加重合**の一形式．光，熱などの刺激あるいは還元剤（たとえば第3級アミン）の存在により，過酸化物や**光増感剤**などがフリーラジカルを生成して開始する重合反応で，成長していく連鎖の末端がラジカルである重合反応．イオン重合（反応成長の末端がイオンである付加重合）に対する語．

960 ラバーカップ
rubber cup

カップの形を有するゴム製の回転研磨工具．研磨用砥粒を併用して修復物や歯面の**研磨**を行うために用いられる．

961 ラバーホイール
rubber wheel

炭化ケイ素や**アルミナ**などの微細な**砥粒**をゴムと混合してホイール状に成型した研磨用工具．**マンドレール**に固定し**ハンドピース**に装着して用いる．砥粒の種類，サイズなどにより，金属，**陶材**，**レジン**などの**研磨**に使い分ける．

962 ラバーボウル
rubber bowl

石膏，埋没材，**アルジネート印象材**などの**練和**に用いる椀型のゴム製容器．**スパチュラ**で材料を軽く撹拌して液となじませ，その後ボウルを回転させながら練和物を内面に**圧接**して練和する．比較的柔軟なため，容易に均一な練和ができ，残りの練和物の除去，清掃も容易である．

り

963 離液　りえき
syneresis

固体中に含まれる液体成分が分離して浸出する現象．代表的な例は，**アルジネート印象材**や**寒天印象材**などのハイドロコロイド（水成コロイド）印象材が硬化した後に生じる水分の浸出である．これによって，いずれの**ハイドロコロイド印象材**も大きな収縮を起こす．

964 裏層材　りそうざい
cavity liner

〔同義語〕ライナー

修復材を窩洞に塡塞もしくは合着する際に，歯髄に対する熱的あるいは化学的な刺激の遮断や歯質の補強に使用される材料．**グラスアイオノマーセメント**や**コンポジットレジン**などを用いることが多い．

965 リテンションビーズ
retention beads

硬質レジン前装冠の製作において，コーピングの前装面に**アンダーカット**をもつ凹凸を付与するためにあらかじめ**ワックスパターン**に付着（**接着**）させるワックスあるいはレジン製のビーズ．直径は100～200 μm 程度．これにより，鋳造されたコーピングの前装面には多数の微小球状突起が形成される．硬質レジン自体には金属に対する接着性がないので，メタルコーピング表面に形成された凹凸へ**レジン**を浸入させた後に**重合**させ，機械的嵌合力による保持を期待する．

966 粒界析出　りゅうかいせきしゅつ
grain boundary precipitation

過飽和固溶体合金を固溶限以下の温度で加熱したときに固溶体中の溶質原子を多く含む相が**結晶粒界**に析出すること．一般に結晶粒界付近は欠陥や転位などの格子不整が多く，析出のための核生成が起こりやすい．

967 粒界腐食　りゅうかいふしょく
intergranular corrosion

金属の**結晶粒界**が選択的に**腐食**する現象，あるいは局部腐食の一形態をさす．結晶粒界は欠陥や不純物濃度が高いためアノードとなりやすく，腐食環境中でカソードとなる粒内との間で**局部電池**を形成して選択的に腐食する．粒界腐食の進行に伴って，金属の強度と**延性**が低下する．

968 リューサイト

leucite

〔同義語〕白榴石

白榴石ともよばれる**セラミックス**．**長石**を加熱することで生成される．化学組成は $KAlSi_2O_6$．**陶材**と屈折率がほとんど同じで**透明性**を有して**審美性**に富み，**熱膨張系数**が大きいので，**金属焼付用陶材**に用いられる．また陶材マトリックス中に分散させると，**熱膨張係数**が異なるために，冷却後に**残留応力**が生じ，機械的に強化できるため，最近の熱圧入セラミックスや **CAD/CAM 用セラミックス**にも使用されている．

969 粒度　りゅうど

particle size

粉体など多数の粒子群において代表的な大きさを表現する概念．**結晶粒**の平均の直径を表す場合もある．

970 流動性　りゅうどうせい

fluidity

物質（固体あるいは流体）が持続的に圧力を受け連続的に**変形**したり，あるいは移動するような性質．流動率は粘性率の逆数で表される流動の容易さを示す物性値．

971 粒度分布　りゅうどぶんぷ

particle size distribution

粉末試料を粒度範囲別に分級した際に，それぞれの分級物の占める割合の相対度数．歯科では，**石膏**，セメント，アマルガムなど，粉末と液を**練和**することが多いが，一般的に粉末の量が多い方が練和物の硬化後の諸性質がよい．したがって，粉末成分の体積分率を上げるために，径が一定の粒子でそろえるのではなく，粒度分布の広い粉末をブレンドして最密充塡構造になるように調整されている．

972 粒内析出　りゅうないせきしゅつ

grain interior precipitation

〔同義語〕均一析出

過飽和の**固溶体**を固溶限以下の温度で加熱したときに，固溶体中の溶質原子を多く含む相が粒内に析出すること．粒内析出が起こると溶質原子とのサイズの違いにより整合ひずみを生じて圧縮または**引張応力**が発生し，**合金**が硬化する（**析出硬化**）．

973 リング埋没法　―まいぼつほう

ring-investing method

鋳型が損壊しないように**鋳造用リング**を用いる**埋没法**．鋳造用リングに**リングライナー**を内張りして**鋳造収縮補償**のための鋳型の**硬化膨張**と**加熱膨張**を発現させるが，若干の抑制はある．硬化中の埋没材とリングライナーの間の水分移動はこれらの膨張に影響するので，制御を必要とする．

974 リングライナー

ring liner

〔同義語〕キャスティングライナー，セラミックライナー

鋳造用リングに内張りする帯状の繊維質耐火材．**鋳造収縮**の補償に必要な埋没材の**硬化膨張**と**加熱膨張**がリングによって抑制されるのを防ぐためのクッション材となる．

975 リングレス埋没法　―まいぼつほう

ringless-investing method

鋳造用リングを用いない**埋没法**．鋳型強度が十分な場合に適用できる．ゴム枠などを用いて**埋没**を行い，埋没材硬化後に枠をはずして**鋳型**を加熱，鋳造する．鋳型がどの方向にもほぼ均等に**加熱膨張**するので，**鋳造体**の適合性が良好になる．

埋没材の**硬化膨張**のために枠に**リングライナー**を用いる場合もある．

976 **リン酸亜鉛セメント** —さんあえん—
zinc phosphate cement
〔同義語〕リン酸セメント，りん酸亜鉛セメント

酸化亜鉛の粉末と正リン酸の水溶液を主成分とするセメント．**硬化反応**は塩基性酸化物の酸化亜鉛とリン酸との酸-塩基反応であり，第一リン酸亜鉛から不溶性の第三リン酸亜鉛が逐次生成され硬化する．この**反応熱**により硬化が促進され操作可能時間が短縮するため，**ガラス練板**を用いて**練和**することにより冷却を行い，同時に分割練和により反応熱を制御する．歯質との接着性はないが，**流動性**に優れているため修復物や歯質の微細な間隙に侵入しやすく，機械的嵌合力により合着する．用途は合着，裏層，暫間修復．

977 **リン酸エステル系モノマー** —さん—けい—
phosphoric methaclyrate

分子内に**レジン**と結合（**共重合**）するメタクリロイルオキシ基と接着性を有するリン酸基をもつモノマー．**接着性モノマー**の一種で，**レジンセメント**や**ボンディング材**に配合されている．

978 **リン酸塩系埋没材** —さんえんけいまいぼつざい
phosphate-bonded investment

鋳造用埋没材の一種で，**結合材**にリン酸塩（リン酸二水素アンモニウム $NH_4H_2PO_4$ など）と金属酸化物（**マグネシア**など）が用いられているもの．リン酸塩とマグネシアに水あるいは**コロイダルシリカ**を加えると，水和反応によって $NH_4MgPO_4 \cdot 6H_2O$ からなる針状・**柱状結晶**を生成して硬化する．**硬化膨張率**は，**石膏系埋没材**よりも大きい．**耐火性**が高いため，融解温度が1,000℃を超える高融合金（陶材焼付冠用金合金，コバルトクロム合金など）を鋳造する場合に使用される．また，**鋳型**の**圧縮強さ**が大きいため，リングレス鋳造が可能である．

979 **リン酸カルシウム** —さん—
calcium phosphate

リン酸とカルシウムの化合物の総称．**リン酸三カルシウム** $Ca_3(PO_4)_2$，リン酸水素カルシウム $CaHPO_4$，リン酸二水素カルシウム $Ca(H_2PO_4)_2$，**ハイドロキシアパタイト** $Ca_{10}(PO_4)_6(OH)_2$，**リン酸八カルシウム** $Ca_8H_2(PO_4)_6 \cdot 5H_2O$，リン酸四カルシウム $Ca_4O(PO_4)_2$ などがある．

980 **リン酸カルシウムセメント**
—さん—
calcium phosphate cement

リン酸カルシウムを含有するセメント．リン酸カルシウムとしてα-リン酸三カルシウムや**ハイドロキシアパタイト**などを用い，**水酸化カルシウムセメント**と類似の組成を有する**根管充填材**として用いられる．歯槽骨欠損の修復や医科における骨欠損部補填材としての用途もある．

981 **リン酸三カルシウム** —さんさん—
tricalcium phosphate
〔同義語〕TCP

リン酸カルシウムの一種．化学式は $Ca_3(PO_4)_2$．高温安定相である単斜晶系のα型と低温安定相である三方晶系のβ型がある．無色の**結晶**で，**溶解度**はα型が大きく，**リン酸カルシウムセメント**の成分として用いられている．β型は**ハイドロキシアパタイト**より溶解度が大きい特徴を活かし，**骨補填材**や**生体組織工学**の

担体（スキャホールド）として使用されている．TCP と略す．

982 リン酸八カルシウム　—さんはち—

octacalcium phosphate

リン酸カルシウムの一種．化学式は $Ca_8H_2(PO_4)_6 \cdot 5H_2O$．**ハイドロキシアパタイト**の前駆体といわれている．OCP と略す．

る

983 るつぼ

crucible

磁器や黒鉛，粘土などの耐火物あるいは白金などの高融解金属でつくられた器．磁性るつぼは，融解金属の付着が比較的少ない．黒鉛るつぼは電気炉中での融解に用いられ，黒鉛の不完全燃焼によって還元性の雰囲気を形成して金属の酸化を抑制する．白金るつぼは，ガラスの融解・調製に用いられる．

984 流ろう　る—

①wax elimination,　②flow of solder

〔同義語〕①流蠟，脱ろう，②流鑞

①**石膏**やシリコーン型内の**ワックスパターン**を温水や蒸気を用いて除去する操作．温水の温度が高い場合や蒸気を用いた場合には，流ろう時に模型表面があれることがある．②ろう付け時に融解した**ろう**を流すこと．

れ

985 冷間加工　れいかんかこう

cold working

再結晶温度以下で材料を加工すること．冷間加工すると**硬さ**，強さなどは向上するが，**展延性**は減少する．

986 冷間等圧プレス　れいかんとうあつ—

cold isostatic press

Cold Isostatic Press（CIP）．水などを圧力媒体として，型に塡入した粉体（セラミック粉，金属粉）を等方的に加圧して成形する方法．ジルコニアブロックまたは**ディスク**を製作するのに利用されている．

987 冷却曲線　れいきゃくきょくせん

cooling curve

液体を徐々に冷却していったときの，温度と時間の関係を表した曲線．**液相点**，**固相点**，**変態温度**など相変化を伴う部分では，冷却曲線の勾配が変わり不連続となる．

988 レーザー

laser

Light Amplification by Stimulated Emission of Radiation（放射の誘導放出による光の増幅）の頭文字に基づく用語で，誘導放出によって光を増幅・発振する装置，またはその増幅された光をさす．誘導放出とは，原子などに外から光をあてて刺激したときに，それと同じ位相・周波数の光を放出してエネルギー準位のより低い状態に移る現象である．レーザー光は単一波長で位相のそろった指向性の強い電磁波となる．歯科領域では，**炭酸ガスレーザー**，**エルビウムヤグレーザー**，**ネオジムヤグレーザー**，半導体レーザー，He-Ne レーザーなどが使用されている．

989 レーザー加工　—かこう

laser beam machining

高エネルギー密度のレーザー光を用いて，金属，**セラミックス**，プラスチック，木材など各種材料を融解・気化することにより，切断，穴開け，**溶接**，**熱処理**などを行うこと．歯科では**ネオジムヤグレーザー**を用いたレーザー溶接が主であるが，盛り上げや穴埋めなどにも使用されている．

990 レーザー切削　—せっさく

laser beam cutting

レーザー光を用いて**切削**すること．歯科では，水に吸収されやすく周囲組織への熱影響の小さな**エルビウムヤグレーザー**が硬組織の削除に利用されている．

991 レーズ

lathe

歯科技工用の卓上固定式の電動式研削・研磨器．回転軸に取り付けた**ディスク**で**鋳造体**のスプルー部を切断したり，ブラシやホイール，コーンなどで修復物の**研磨**を行う．

992 レオロジー

rheology

〔同義語〕流動学

物質の流動や**変形**について，力-ひずみと時間の関係を調べ，変形の起こり方を力学的に明らかにしようとする学問．歯科臨床では，**印象材**，**ワックス**，**レジン**などの硬化過程や硬化後の挙動を理解するうえでレオロジーは有力な手段であり，**応力緩和**，**クリープ**や**フロー**，**チクソトロピー**などの現象が説明される．

993 レジリエンス

resilience

〔同義語〕弾性ひずみエネルギー，弾性エネルギー

材料が外力を受けたときに，**塑性変形**を生じないで吸収できる可逆的なポテンシャルエネルギー．単位体積あたりのエネルギーで表示される．弾性ひずみエネルギーのこと．単位：J/m^3

994 レジン

resin

〔同義語〕樹脂

天然樹脂と合成樹脂の総称．**熱可塑性樹脂**と**熱硬化性樹脂**がある．現在では合成した**高分子化合物**を主にさす．

995 レジン歯　—し

resin tooth

レジン製の**人工歯**．主成分は**ポリメチルメタクリレート**であるが，強さの向上をはかるため，表層部に**複合レジン**を配した硬質レジン歯もある．いずれも義歯床と接する基底面は床用アクリルレジンと共通の材質であるため，両者の**接着**は良好である．

996 レジンセメント

resin cement

レジンを基材とする**合着材**および**接着材**．**ポリメチルメタクリレート**と**メチルメタクリレート**を基本成分とする粉液タイプ（MMA系レジンセメント）とBis-GMAなどのジメタクリレートモノマーと**フィラー**を基本成分とするペーストタイプ（コンポジットレジン系レジンセメント）がある．液（モノマー）やペーストには**接着性モノマー**が少量添加されている．他のセメントと比較して，**圧縮強さ**や歯質に対する接着力が高く，**溶解性**が低いという特徴を有する．

997 レジンタグ

resin tag

接着性レジンが被着体表面の凹部や表層の細孔に侵入して硬化した部分．エナメル質のレジンタグは，機械的な嵌合力によって**接着**を強固にする働きをもつ．

998 **レジン添加型グラスアイオノマーセメント** —てんかがた—
resin-modified glass ionomer cement
〔同義語〕化学重合型グラスアイオノマーセメント，光重合型グラスアイオノマーセメント
従来型の**グラスアイオノマーセメント**の液に，水溶性（親水性）モノマー（HEMA）を添加したり，ポリアクリル酸共重合体の側鎖の一部にメタクリロイルオキシ基を導入したりして，**ラジカル重合**を可能にしたもの．セメントの硬化は，酸-塩基反応と重合反応による．**重合**には，**重合開始剤**と**重合促進剤**の混合による**化学重合**と，**光増感剤**を含む材料への光照射による**光重合**がある．酸-塩基反応と化学重合または光重合を用いたデュアルキュア型と，酸-塩基反応，化学重合，光重合の三つを用いたトライキュア型がある．

999 **レドックス重合** —じゅうごう
redox polymerization
ラジカル重合の一種で，酸化還元反応（reduction-oxidation反応：redox 反応）によってラジカルを発生させ，**重合**を開始させる．

1000 **練和** れんわ
mixing
セメント，**印象材**，**石膏**，埋没材などの**歯科材料**において，**スパチュラ**（ヘラ）と練板あるいは**ラバーボウル**を用いて，液と粉末あるいはペースト同士を練る操作．

1001 **練和紙** れんわし
paper mixing slab
→紙練板

1002 **練和時間** れんわじかん
mixing time
練和に要する時間．**歯科材料**には粉末と液あるいはペースト同士を練和して硬化させるものが多い．物性は練和時間によって影響を受ける．一般にセメントや**石膏**などでは練和時間を長くすると**硬化時間**が短くなる場合が多い．

1003 **練和用カプセル** れんわよう—
mixing capsule
アマルガムやセメントを**機械練和**するときに用いるプラスチック製の容器．計量した材料を入れてフタをし，容器ごと往復振動を与えて**練和**する．隔壁で分けた二室に適正比の粉末と液を封入しておき，練和時に隔壁を破壊する市販品もある．

ろ

1004 **ろう**
solder
〔同義語〕ソルダー，鑞
ろう付けの技法に用いられる**合金**．**液相点**が450℃以上のものを**硬ろう**，450℃以下のものを軟ろうとよぶ．被接合材の**固相点**に対してやや低い液相点をもつこと，**ぬれ性**や**流動性**が高いこと，**電位差**が少なく**腐食**しにくいこと，強さの差が少ないこと，**色調**が一致することが求められる．

1005 **ろう付け** —づ—
soldering
金属の接合方法の一つで，**接合**される金属（母材）の**固相点**より低い**液相点**をもつ**合金**（ろう材）を融解し，接合する金属の接合部の隙間に毛細管現象を利用し

て流し込み接合する方法．これに対し溶接は，ろうを用いずに直接接合する方法である．

1006 **ろう付け器**　—づ—き

soldering machine

ブローパイプによる火炎ろう付けの熱源を赤外線に代えて機械化した装置．**ハロゲンランプ**から放出される赤外線を反射板を用いて焦点部に集中させて加熱する．短時間で高温が得られる．

1007 **ろう付け用フラックス**

—づ—よう—

soldering flux

ろう付け時に**ろう**と母材金属表面の**酸化膜**を除去するとともに酸化を防止し，ろうのぬれ効果と流れを促進する材料．貴金属合金用には**ホウ砂**，卑金属合金用にはフッ化物が主成分として含まれる．

1008 **ろう付け用埋没材**

—づ—ようまいぼつざい

soldering investment

埋没ろう付け法に用いられる埋没材．埋没ろう付け法とは，ろう付け時に**接合**する金属の位置関係を記録し，その位置をろう付け用埋没材で固定した後に**ろう付け**を行う方法である．粉末の成分は，**耐火材**としての**シリカ**と**結合材**としての**石膏**である．母材間の間隙を一定に保つため，**硬化膨張**は**鋳造用埋没材**よりも小さい．また，加熱時は母材（金属）の**熱膨張**と同じように熱膨張する必要がある．

1009 **ロストワックス法**　—ほう

lost wax process

〔同義語〕ロストワックス鋳造法，蠟型鋳造法

ワックスパターンを**鋳造用埋没材**で包埋し，鋳型硬化後に加熱して**ワックス**を焼却することで鋳型内空洞を形成する鋳型製作法．**寸法精度**が高く，鋳肌が滑沢な**鋳造体**を製作できる．歯科鋳造は一般に本法で行われる．ワックスパターンを埋没材中に**埋没**して**鋳型**を作製することから，埋没鋳造法（インベストメント法）の一種に分類されている．

1010 **ロックウェル硬さ**　—かた—

Rockwell hardness

押し込み硬さの一種．鋼球，あるいは円錐ダイヤモンド圧子を使い，最初に基準軽荷重を，次に試験荷重をかけ，さらにもとの基準荷重に戻す．前後2回の基準荷重における圧痕の深さの差から求められる硬さ値．HRの記号で表す．

わ

1011 **ワックス**

wax

〔同義語〕蠟

一般には脂肪酸と1価のアルコールのエステルのうち，常温で固体のもの．広義には，パラフィン，脂肪，天然樹脂などでワックスのような性質(つやがある，すべすべしている，比較的低温で融ける，温めると**変形**する，燃える，彫刻性があるなど)を有するものをさす．歯科用ワックスは，いくつかのワックス原料の混合物で，性状により仮着，鋳造用パターンの作製，基礎床の作製，ボクシングなどの用途に使い分けられている．

1012 **ワックスアップ**

wax up

ワックスを用いて修復物・補綴装置の原型となる**ワックスパターン**をつくる操作．

1013 ワックススパチュラ

wax spatula

修復物・補綴装置作製の過程で用いられるワックス形成器. ヘラ状, 鉤状など種々の形状があり, 盛り上げ, **圧接**, 塗ろうなどに用いられる.

1014 ワックスパターン

wax pattern

〔同義語〕蠟型, ろう原型

ワックスで作製された修復物・補綴装置の原型. 修復物・補綴装置作製過程においてワックスパターンは焼却あるいは除去され, 金属等の歯冠修復材料を用いて修復物・補綴装置に置きかえられる.

同義語一覧

用語番号	推薦用語	同義語	synonyms
1	アーク融解	アーク溶解	
3	ISO 規格	国際規格	International Standard
6	アクリル系印象材	レジン系印象材	
7	アクリルレジン	アクリルポリマー, アクリル樹脂	
10	圧縮試験		compressive test
14	アノード反応	陽極反応	
15	アノード分極	陽分極	
16	アマルガムキャリア	アマルガム輸送器	
17	アマルガム充塡器	アマルガムプラガー, アマルガムコンデンサー	amalgam plugger
19	アマルガム用合金	アマルガム合金	
23	アルジネート印象材	アルギン酸塩印象材	
24	アルジネート分離材	レジン分離材	
25	α半水石膏		alpha form of calcium sulfate hemihydrate, α-calcium sulfate hemihydrate
26	アルミナ	酸化アルミニウム	aluminium oxide
27	アルミナ陶材	アルミナス陶材, アルミナスポーセレン	
28	アルミニウム合金		alminum-based alloy
42	異種電極電池	ガルバニー電池	galvanic cell
48	易融合金	易溶合金	
51	印象用スパチュラ	アルジネートスパチュラ	spatula for alginate impression
62	永久ひずみ	塑性ひずみ	
65	液相点	液相温度	liquidus temperature, liquidus
66	エチルシリケート	ケイ酸エチル	
68	エックス線装置		X-ray apparatus

用語番号	推薦用語	同義語	synonyms
69	エッチング剤	酸処理剤	
70	エナメル陶材		enamel ceramic
73	エメリー	金剛砂	
77	遠心鋳造	スピン鋳造	
84	エンドカッティングバー		finishing bur
89	応力–ひずみ曲線	応力ひずみ図， 応力ひずみ線図	stress strain curves
93	オーバーヒート	過熱	
95	押し込み硬さ	圧縮硬さ	
98	オペーク陶材		opaque ceramic
102	加圧吸引鋳造	圧迫吸引鋳造，差圧鋳造	
103	加圧鋳造	ガス圧鋳造	
104	加圧埋没	加圧埋没法	pressure investing method
112	界面活性剤	表面活性剤	
113	界面破壊	界面剥離，接着破壊	
114	カオリン	陶土，磁土	china clay
122	架橋	架橋結合	
124	架橋度	架橋密度	crosslinking density
128	加工硬化	ひずみ硬化	
129	加工度	加工率	working ratio，forging ratio
130	加工特性	加工性	workability，machinability
134	荷重－伸び曲線	荷重－変形図	
137	カソード反応	陰極反応	
138	カソード分極	陰分極	
140	可塑性	塑性	
142	硬さ	硬度，かたさ	
143	硬さ試験	硬度試験	hardness testing
150	加熱重合レジン	加熱重合型レジン	
154	紙練板	練和紙	mixing pad
157	ガラスセラミックス		vitro-ceramics
158	ガラス繊維		fiberglass

用語番号	推薦用語	同義語	synonyms
160	ガラス転移点	ガラス転移温度	glass transition temperature
164	カラットメタル		plus metal for casting gold alloy
165	ガリウム合金	ガリウム成形充塡材, ガリウム含有合金	gallium-based alloy
166	カルシア	生石灰，酸化カルシウム	calcium oxide
168	ガルバニーショック	ガルバニー疼痛, ガルバニックショック	galvanic pain
170	還元帯	還元炎	reduction flame
172	乾食	化学腐食	chemical corrosion
173	感水性		water sensitivity
174	間接成形法	間接法	
176	乾熱重合	乾式重合	dry heat-curing technique
181	機械的性質	力学的性質	
182	機械練和	器械練和	
183	貴金属		precious metal
184	貴金属合金		precious alloy
187	義歯床用裏装材	義歯床用リライン材	
190	規則 - 不規則変態	規則 - 不規則格子変態	order-disorder lattice transformation
192	機能性ポリマー	機能性高分子, 機能性プラスチック	functional plastic
194	キャスタブルセラミックス		injectable ceramics
196	CAD／CAM 冠用材料	CAD／CAM 用コンポジットレジン	
197	CAD／CAM 用セラミックス	マシナブルセラミックス	
199	球状アマルガム合金		spherical alloy
200	吸水性		water-absorbing property, absorption of water, water uptake
201	吸水膨張	加水膨張	

用語番号	推薦用語	同義語	synonyms
202	吸水量		water consumption, water-consumption
205	凝固温度範囲		solidification temperature range
207	凝固収縮		solidification contraction
209	凝固点	凝固温度	solidification temperature
216	矯正用ワイヤー	矯正用線	
221	ギルモア針	ギルモア装置	
223	金銀パラジウム合金	金パラ，金含有銀合金	Au-Ag-Pd alloy，Ag-Pd-Au alloy，gold silver palladium alloy，Ag-Pd-Au-Cu alloy
224	金合金		gold based alloy，Au alloy
225	銀合金		silver based alloy, Ag alloy
226	均質化焼なまし	均質化処理, 拡散焼なまし	
227	銀スズ合金	銀スズ亜鉛合金, 低融銀合金	silver-tin-zinc alloy
232	金属接着性プライマー	メタルプライマー	metal primer
234	金属焼付用陶材	金属焼付陶材	
236	銀パラジウム合金		silver palladium alloy，Ag-Pd alloy
237	金ろう	金鑞	
238	銀ろう	銀鑞	
240	グラスアイオノマーセメント	グラスポリアルケノエートセメント	glass polyalkenoate cement
246	クレンザー	有刺ブローチ	barbed broach
267	研磨材		polisher
268	コア陶材	コア用陶材	core dental ceramic
272	高温鋳造用埋没材	非石膏系埋没材, 高温用埋没材	high heat investment
274	硬化機構		hardening mechanism
280	硬化熱処理	時効硬化処理	age hardening treatment

用語番号	推薦用語	同義語	synonyms
281	硬化反応		hardening reaction
282	硬化膨張	硬化時膨張，凝結膨張	
285	抗菌性		antibacterial activity
286	抗菌性材料		antibacterial material
288	格子欠陥		lattice imperfection
291	硬質レジン		laboratory-cured prosthetic resin composite
292	高周波遠心鋳造		centrifugal casting using high frequency induction melting
293	高周波融解	高周波溶解	high frequency induction melting
294	高周波誘導加熱		high frequency induction heating
295	孔食	点食	pitting，pit corrosion
296	光沢度	つや	
299	降伏点		yield strength
300	高分子化合物		macromolecular compound
302	高融陶材	高温焼成陶材	high-fusing porcelain
303	硬ろう	硬鑞	high-fusing brazing alloy
304	固相点	固相温度	solidus temperature，solidus
309	固定液		fixing solution
310	コバルトクロム合金	Co-Cr 系合金，Co-Cr 合金，コバルト・クロム合金	Co-Cr alloy
311	ゴム質印象材	ラバーベース印象材，ゴム系印象材，エラストマー印象材	rubber based impression material，elastomer impression material
314	コランダム	鋼玉	
321	混合破壊		mixed failure
322	混水比		W/P ratio
324	コンポジットレジン		composites，composite restorative material
325	サーマルサイクリング	サーマルサイクル，熱サイクル	thermocycling，thermal cycle

用語番号	推薦用語	同義語	synonyms
330	細部再現性	細線再現性	detail reproducibility
331	最密六方格子	最密六方構造，稠密六方格子	hexagonal closest packed structure, close-packed hexagonal lattice
333	材料力学		material mechanics
337	酸化亜鉛ユージノール印象材	亜鉛華ユージノール印象材，インプレッションペースト	impression paste
338	酸化亜鉛ユージノールセメント	亜鉛華ユージノールセメント	eugenol cement
339	酸化還元電位	レドックス電位	redox potential
343	酸化防止剤		oxidation inhibitor
344	酸化膜	酸化皮膜，酸化物皮膜	oxidation film，oxidated film
346	酸処理	エッチング，酸エッチング	etching, acid etching
348	サンドペーパー	紙やすり	emery paper
354	シェードガイド	色見本	
371	色調		shade of color
379	磁性材料	磁性合金	magnetic alloy
381	湿熱重合	湿式重合	
383	ジメチルパラトルイジン	ジメチル-*p*-トルイジン	
389	重合収縮		polymerization contraction, curing contraction，curing shrinkage
391	重合度		polymerization degree
396	縮合型シリコーンゴム印象材	縮合型シリコーンラバー印象材	condensation silicone impression material
398	樹枝状晶	樹枝状結晶，デンドライト	
400	常温重合		room-temperature curing
401	常温重合レジン	常温重合型レジン，即時重合レジン	room-temperature cured resin, room-temperature curing resin, self curing resin
408	焼成収縮		baking shrinkage
410	シラン処理	シランカップリング（処理）	silane coupling

用語番号	推薦用語	同義語	synonyms
411	シリカ	酸化ケイ素	
412	シリケートセメント	ケイ酸塩セメント	
413	シリコーンゴム印象材	シリコーンラバー印象材	silicone impression material
415	ジルコニア	酸化ジルコニウム	zirconium oxide, zirconium dioxide
419	真空融解	真空溶解	
424	親水性		hydrophilic property
428	審美性		aesthetics
430	水酸化カルシウム	消石灰	
431	水酸化カルシウムセメント	水酸化カルシウム製剤	
435	隙間腐食	すきま腐食，すき間腐食	
438	スズめっき	スズ電析	
441	ステンレス鋼	ステンレススチール	
444	スプルー	湯道	runner
445	スプルー線		sprue pin
450	成形修復材	成形修復材料, 成形歯冠修復材料	plastic filling material
454	生体安全性		biological safety
458	生体適合性	生物学的適合性，バイオコンパティビリティ，生体親和性	biological compatibility
459	生体内分解性材料	生分解性材料	
471	石膏系埋没材	石膏系鋳型材	gypsum investment
474	切削器具		cutting tool
480	接着材	接着剤	adhesive material
481	接着試験		bond test，bond strength test
493	せん断強さ	せん断強度	shearing strength
496	全率固溶体		homogeneous solid solution, all proportional solid solution
497	操作時間		operation time，manipulation time

用語番号	推薦用語	同義語	synonyms
499	相転移	相変態	phase change, phase transformation
500	即時重合レジン	常温重合レジン	
502	組織反応		tissue response
506	塑性変形	永久変形	permanent deformation
510	耐火材		refractory
511	耐火性	耐熱性	fire resistance
512	耐火模型材	模型用埋没材，模型用鋳型材，型ごと埋没材	die investment
517	耐食性	耐蝕性	
519	耐水性		water resistance, water resisting property
521	体積膨張係数	体膨張係数	
522	ダイナミック印象材	動的印象材，機能印象材	
528	耐変色性		discoloration resistance
529	耐摩耗性		abrasion resistance
534	耐力		proof strength
536	多官能性モノマー	多官能モノマー	
537	多結晶体	多結晶	
538	多相合金		polyphase alloy
539	脱酸剤	脱酸材	
541	単位格子	単位胞	unit lattice
542	炭化ケイ素	シリコンカーバイド，カーボランダム	carborundum
548	炭酸ガスレーザー	CO_2 レーザー	CO_2 laser
550	炭酸ナトリウム	炭酸ソーダ	
552	弾性印象材		elastomeric impression material
554	弾性係数	弾性率	modulus of elasticity, elasticity modulus
555	弾性限	弾性限度	
556	弾性変形		elastic distortion
558	炭素繊維	カーボン繊維	

用語番号	推薦用語	同義語	synonyms
561	タンマンの作用限	耐酸限	law of resistance limit, Tamman's law of resistance limit
565	チクソトロピー	揺変性，チキソトロピー	
567	チタニア	二酸化チタン	titanium dioxide
568	チタン合金		titanium-based alloy
573	遅発膨張	遅延膨張	
575	着色剤	顔料	pigment
576	柱状結晶	柱状晶	
579	鋳造圧		cast pressure
580	鋳造機		casting apparatus
588	鋳造体	鋳造物	
593	中融陶材	中温焼成陶材	medium-fusing porcelain
595	超音波洗浄		ultrasonic washing
604	直接成形法	直接法	
605	通気性		permeability of investment
606	つや出し	艶出し	
607	低カラット金合金	低金含有金合金	low-gold alloy, low gold content alloy
609	停止反応		cessation reaction
611	ティッシュコンディショナー	粘膜調整材	
612	低銅型アマルガム用合金	従来型アマルガム合金	conventional amalgam alloy
614	低融陶材	低温焼成陶材	
616	適合検査材		fitness test material
621	展延性	展伸性	
622	電解研磨	電気化学的研磨	electrochemical polishing
626	電気伝導度	電気伝導率，電導率，導電率	electrical conductivity
627	電気メス	高周波電気メス	electrosurgical unit knife, electrosurgical coagulating unit, high frequency electric knife

用語番号	推薦用語	同義語	synonyms
633	電鋳		electrotyping
634	デンティン陶材		dentin ceramic
636	点溶接	スポット溶接	
638	銅合金		copper-based alloy
640	陶材焼成		porcelain baking
643	陶材焼付冠	陶材焼付鋳造冠，メタルボンドクラウン	
644	陶材焼付用合金	焼付用合金，陶材焼付合金	porcelain fused to metal alloy, porcelain bonded to metal alloy
646	等軸晶		equiaxed crystal, equiaxed grain
648	透明性	光透過性	
651	トリ-n-ブチルボラン	TBB	
653	トルク	回転モーメント	twisting moment
660	内分泌攪乱化学物質	環境ホルモン	
666	軟化温度	軟化点	softening point
668	軟質義歯裏装材	軟質リライン材	
670	逃げ角		relief angle
672	二次埋没		secondary flasking
675	ニッケルクロム合金	Ni-Cr 系合金, Ni-Cr 合金, ニッケル・クロム合金	Ni-Cr alloy
677	ニッケルチタン合金	ニッケル・チタン合金, Ni-Ti 合金	Ni-Ti alloy
681	ぬれ圧縮強さ	ぬれ圧縮強度	
684	ねじり試験		torsional test
685	ねじり強さ	ねじり強度	torsional stiffness
688	熱可塑性		thermal plasticity
691	熱可塑性樹脂	熱可塑性ポリマー	
695	熱収縮		heat shrinkage
701	熱伝導率		heat conductivity
702	熱分解	高温分解，熱分解性	heat decomposition, pyrolysis

用語番号	推薦用語	同義語	synonyms
705	熱膨張係数	熱膨張率	thermal expansion coefficient
706	熱容量		thermal capacity
707	燃焼帯		combustion zone
711	粘度	粘性率，粘性係数	viscosity coefficient, degree of viscosity
718	背圧	バックプレッシャー	
719	背圧多孔	バックプレッシャーポロシティ	
722	ハイドロキシアパタイト	水酸化アパタイト， ヒドロキシアパタイト	
723	ハイドロキノン	ヒドロキノン	
724	ハイドロコロイド印象材	水成コロイド印象材	
729	白金加金	白金加金合金	platinum-containing-gold alloy, Au-Pt alloy，gold platinum alloy, gold alloy containing platinum
735	パラジウム銀合金	陶材焼付用パラジウム合金	palladium-silver alloy for porcelain-metal restoration
736	パラジウム合金		palladium-based alloy
742	反応熱		heat of reaction
745	光重合	可視光線重合	photopolymerization, light cure，photo curing
746	光重合型コンポジットレジン	可視光線重合型コンポジットレジン	light-cured resin composite
749	光増感剤	光重合開始剤	photo-initiator
753	引裂強さ		tear energy，tear resistance
754	卑金属	非貴金属	
755	卑金属合金	非貴金属合金	
756	引け巣		shrinkage porosity
757	微細構造		microstructure
761	微小漏洩	微少漏洩	
763	ヒステリシス	履歴現象	
765	ひずみ	歪み	

用語番号	推薦用語	同義語	synonyms
766	非弾性印象材		non－elastomeric impression material
767	被着体	被着材	
770	引っかき硬さ	引っ掻き硬さ	
772	引張試験		tension test
773	引張接着強さ		tensile adhesive strength
774	引張強さ	引張強度	
777	被膜	皮膜	
782	漂白剤	ブリーチング剤，ホワイトニング剤	whitening agent
783	表面粗さ	表面あらさ，表面アラサ	roughness
788	表面性状		surface characteristics
789	表面張力	界面張力	interface tension
791	疲労	疲れ	
792	疲労限度	疲労限界	
802	付加型シリコーンゴム印象材	ビニルシリコーンゴム印象材，付加型シリコーンラバー印象材	vinyl silicone rubber impression material
805	複合材料	コンポジット	composite
807	副生成物	副産物	by product
818	フッ化ナトリウム	フッ化ソーダ	
823	筆積み法		brush－on technique
826	不動態皮膜	不動態膜	
837	フロー	加圧短縮率，流れ	
838	ブローチ	根管探針	endodontic explorer
843	粉液比		powder/liquid ratio
845	分極抵抗	抵抗分極	resistance polarization
847	分散強化型アマルガム合金	混合組成型アマルガム合金	admixed amalgam alloy, blended amalgam alloy
849	分散相	分散質	dispersoid
853	ベイルビー層	ベルビー層	

用語番号	推薦用語	同義語	synonyms
855	β半水石膏		beta form of calcium sulfate hemihydrate，β-calcium sulfate hemihydrate
857	HEMA		hydroxyethyl methacrylate
859	辺縁着色		marginal stain，marginal staining
866	変態	多形転移	poymorphic transfomation
867	変態温度	変態点	transformation point
868	崩壊性		deterioration，disintegrated property
873	防食		corrosion protection
875	保持力	維持力	retentive strength，retention strength，retention force
876	保存性		storage stability，shelf life
878	ポリアシッド添加型コンポジットレジン	コンポマー	compomer
885	ポリサルファイドゴム印象材	ポリサルファイドラバー印象材	
890	ポリメチルメタクリレート	ポリメタクリル酸メチル，PMMA	
893	マイクロフィラー型コンポジットレジン	超微粒子型コンポジットレジン，マイクロフィラー配合型コンポジットレジン	microfilled composite resin
897	埋没法		investing procedure
900	マグネシア	酸化マグネシウム	
901	マクロフィラー型コンポジットレジン	マクロフィラー配合型コンポジットレジン	
902	曲げ試験	たわみ試験	flexural test，transverse bend test，transverse test
903	曲げ強さ	たわみ強さ	flexural strength
907	摩耗		abrasion
908	摩耗試験		abrasion test
910	マンセル表色系	マンセル色票系	

用語番号	推薦用語	同義語	synonyms
917	明度		lightness
919	メチルメタクリレート	メタクリル酸メチル，MMA	
920	面心立方格子	最密立方構造	closest cubic structure
930	焼なまし	焼鈍	
932	ヤング率	縦弾性係数	
933	有核組織	コアリング，有芯組織	coring
937	有機質複合フィラー	有機複合フィラー	
949	溶出		elution，leaching
954	予防塡塞材	シーラント，小窩裂溝封鎖材	pit and fissure sealant, sealant
955	予防塡塞用レジン	レジン系シーラント	resin sealant
959	ラジカル重合	遊離基重合	
964	裏層材	ライナー	liner，casting base
968	リューサイト	白榴石	
969	粒度		grain size
970	流動性		flow property
971	粒度分布		granular variation
972	粒内析出	均一析出	homogeneous precipitation
974	リングライナー	キャスティングライナー，セラミックライナー	casting ring liner，casting liner
976	リン酸亜鉛セメント	リン酸セメント，りん酸亜鉛セメント	zinc oxide phosphate cement, phosphate cement，zinc oxide cement
980	リン酸カルシウムセメント		tricalcium phosphate, amorphous calcium phosphate
981	リン酸三カルシウム	TCP	
984	流ろう	流蠟，脱ろう / 流鑞	
992	レオロジー	流動学	
993	レジリエンス	弾性ひずみエネルギー，弾性エネルギー	elastic strain energy
994	レジン	樹脂	

用語番号	推薦用語	同義語	synonyms
998	レジン添加型グラスアイオノマーセメント	化学重合型グラスアイオノマーセメント，光重合型グラスアイオノマーセメント	
1004	ろう	ソルダー，鑞	brazing material
1005	ろう付け		brazing
1009	ロストワックス法	ロストワックス鋳造法，蠟型鋳造法	lost wax casting, wax pattern casting
1011	ワックス	蠟	
1012	ワックスアップ		waxing up, wax-up
1014	ワックスパターン	蠟型，ろう原型	

和文索引

1．ページに代えて用語番号で表示した．
2．推薦用語はゴシックとし用語番号は太字とした．用語番号の後ろの「(同)，ⓢ」はその用語が同義語，synonyms であることを意味している．

き

く

け

こ

す

せ

そ

た

ち

つ

て

と

な

に

ぬ

ね

の

は

ひ

ふ

へ

ほ

ま

み

む

め

も

や

ゆ

ろ

わ

欧文索引

C

D

E

F

G

H

I

M

N

O

P

Q

R

S

T

U

V

W

X

Y

Z

歯科理工学教育用語集 第3版 補訂版　ISBN 978-4-263-45864-8

2005年 9月 10日　第1版第 1 刷発行
2008年 9月 20日　第1版第 2 刷発行
2011年 9月 1日　第2版第 1 刷発行
2016年 1月 20日　第2版第 3 刷発行
2018年 7月 10日　第3版第 1 刷発行
2021年 9月 20日　第3版（補訂）第 1 刷発行

一般社団法人
編　者　日本歯科理工学会
発行者　白　石　泰　夫

発行所　医歯薬出版株式会社
〒 113-8612　東京都文京区本駒込 1-7-10
TEL. (03) 5395－7638（編集）・7630（販売）
FAX. (03) 5395－7639（編集）・7633（販売）
https://www.ishiyaku.co.jp/
郵便振替番号　00190－5－13816

乱丁，落丁の際はお取り替えいたします　印刷・壮光舎印刷／製本・榎本製本

元素周期表

周期	1A	2A	3A	4A	5A	6A	7A	8	
族	1	2	3	4	5	6	7	8	9
1	1 H 水素 1.0079								
2	3 Li リチウム 6.941	4 Be ベリリウム 9.01218							
3	11 Na ナトリウム 22.98977	12 Mg マグネシウム 24.305							
4	19 K カリウム 39.0983	20 Ca カルシウム 40.06	21 Sc スカンジウム 44.9559	22 Ti チタン 47.88	23 V バナジウム 50.9415	24 Cr クロム 51.996	25 Mn マンガン 54.9380	26 Fe 鉄 55.847	27 Co コバルト 58.9332
5	37 Rb ルビジウム 85.4678	38 Sr ストロンチウム 87.62	39 Y イットリウム 88.9059	40 Zr ジルコニウム 91.22	41 Nb ニオブ 92.9064	42 Mo モリブデン 95.94	43 Tc テクネチウム (98)	44 Ru ルテニウム 101.07	45 Rh ロジウム 102.9055
6	55 Cs セシウム 132.9054	56 Ba バリウム 137.33	57～71 L ランタノイド	72 Hf ハフニウム 178.49	73 Ta タンタル 180.9479	74 W タングステン 183.85	75 Re レニウム 186.207	76 Os オスミウム 190.2	77 Ir イリジウム 192.22
7	87 Fr フランシウム (223)	88 Ra ラジウム 226.0254	89～ A アクチノイド						
		L ランタノイド	57 La ランタン 138.9055	58 Ce セリウム 140.12	59 Pr プラセオジム 140.9077	60 Nd ネオジム 144.24	61 Pm プロメチウム (145)	62 Sm サマリウム 150.36	63 Eu ユウロピウム 151.96
		A アクチノイド	89 Ac アクチニウム 237.0278	90 Th トリウム 232.0381	91 Pa プロトアクチニウム 231.0359	92 U ウラン 238.0289	93 Np ネプツニウム 237.0482	94 Pu プルトニウム (244)	95 Am アメリシウム (243)

典型金属元素　遷移金属元素
半金属元素　希ガス
非金属元素